Ojas Desai
Rajesh Kshirsagar
Vikram Singh

Procedimentos de preservação do alvéolo de extração

Ojas Desai
Rajesh Kshirsagar
Vikram Singh

Procedimentos de preservação do alvéolo de extração

ScienciaScripts

Imprint

Any brand names and product names mentioned in this book are subject to trademark, brand or patent protection and are trademarks or registered trademarks of their respective holders. The use of brand names, product names, common names, trade names, product descriptions etc. even without a particular marking in this work is in no way to be construed to mean that such names may be regarded as unrestricted in respect of trademark and brand protection legislation and could thus be used by anyone.

Cover image: www.ingimage.com

This book is a translation from the original published under ISBN 978-620-7-65240-2.

Publisher:
Sciencia Scripts
is a trademark of
Dodo Books Indian Ocean Ltd. and OmniScriptum S.R.L publishing group

120 High Road, East Finchley, London, N2 9ED, United Kingdom
Str. Armeneasca 28/1, office 1, Chisinau MD-2012, Republic of Moldova, Europe
Printed at: see last page
ISBN: 978-620-7-77255-1

<u>RECONHECIMENTO</u>

A realização desta dissertação foi uma grande oportunidade e não teria sido possível sem o apoio e a orientação que recebi.

Agradeço ao Professor e Chefe do Departamento de Cirurgia Oral e Maxilofacial, **Dr. Rajesh Kshirsagar**, e ao meu Orientador de Pós-Graduação, **Dr. Vikram Singh,** pelo seu apoio inabalável, paciência e orientação valiosa. O meu respeito e profunda gratidão pelo seu constante feedback, sem o qual esta dissertação não teria sido possível.

É impossível agradecer o suficiente à minha família, especialmente aos meus pais - **Sr. Vinay Desai** e **Sra. Jayana Desai -** que me deram o incentivo de que eu precisava durante todo este processo.

Obrigado a ti,

Dr. Ojas Vinay Desai

Índice

<u>INTRODUÇÃO</u>

Ao longo das últimas décadas, a taxa de sucesso dos implantes dentários evoluiu de números modestos para os actuais resultados elevados. O número de implantes dentários colocados aumentou significativamente. Os implantes unitários são a forma mais previsível[35] de substituir dentes em falta, eliminando a necessidade de preparar os dentes adjacentes, diminuindo o risco de cáries e aumentando a eficácia dos procedimentos de higiene oral. Estes factores fazem com que o implante unitário seja o procedimento de implante mais comum. Além disso, a ênfase na implantologia dentária evoluiu do conceito fundamental de osteointegração para a disciplina altamente crítica da estética. Consequentemente, para satisfazer as exigências dos pacientes relativamente a um resultado estético ideal, o volume ósseo ideal é um pré-requisito para o implante

O rebordo alveolar é uma estrutura dente-dependente que se desenvolve em conjunto com a erupção dentária e sofre alterações morfológicas e de volume após a perda do dente. A extração do dente está indicada quando um dente apresenta uma condição não restaurável ou não pode ser mantido a longo prazo em termos de função ou estética. Após a remoção do dente, a equipa dentária enfrenta o formidável desafio de criar uma restauração protética que seja indistinguível da dentição natural adjacente.

Sabe-se que a largura e a altura do alvéolo após a extração são reabsorvidas, criando uma deficiência no volume ósseo. O volume e a alteração morfológica ocorrem rapidamente nos primeiros 3 meses a 6 meses[13] da extração dentária e continuam gradualmente a um ritmo mais lento depois disso. A perda de osso do feixe resulta numa perda óssea horizontal significativa e numa redução vertical do rebordo na tábua facial. Aos 6 meses, o rebordo pode perder até 63% da sua largura e até 22% da sua altura original.[10]

A preservação do alvéolo através de enxerto é um procedimento previsível para melhorar o local da cirurgia antes da colocação do implante. Com os procedimentos de preservação do alvéolo, a quantidade de perda óssea varia consoante os vários tipos de materiais utilizados.

O conceito de preservação do alvéolo após a extração dentária é essencial devido ao processo normal de reabsorção do rebordo cicatrizado.

A preservação do alvéolo é um procedimento no qual os biomateriais são colocados no alvéolo do dente extraído no momento da extração para minimizar as alterações dimensionais dos tecidos duros e moles após a perda do dente. Estão a ser utilizadas várias técnicas e materiais, incluindo enxertos ósseos autógenos, alogénicos, xenogénicos e aloplásticos, membranas de barreira e outros materiais como a proteína morfogenética óssea (BMP), fibrina plaquetária (PRF), etc.

No entanto, até à data, nenhum material de enxerto é considerado ideal.[3]

A preservação do alvéolo mantém o volume ósseo pós-extração, antecipando a colocação de um implante. Este procedimento ajuda a compensar a reabsorção da parede óssea facial. A preservação do alvéolo deve ser considerada quando a colocação do implante tem de ser adiada por razões relacionadas com o doente ou com o local. A preservação do alvéolo pode reduzir a necessidade de um aumento ósseo posterior. Ao reduzir a reabsorção óssea e acelerar a formação óssea, aumenta o sucesso e a sobrevivência do implante.

Esta dissertação é uma tentativa de compilar informação de várias fontes sobre os vários

procedimentos e técnicas para a preservação do alvéolo para a colocação de implantes

após a extração de dentes.

TÉCNICA DE PRESERVAÇÃO DE ALVÉOLOS

As indicações para a extração de dentes são diferentes. Por vezes é necessário devido a dor, infeção, perda óssea ou fratura do dente. O osso que mantém o dente no lugar é frequentemente danificado por doença e/ou infeção, resultando em deformidade após a extração do dente. Além disso, quando os dentes são extraídos, o osso e as gengivas circundantes podem encolher e recuar muito rapidamente após a extração, resultando em defeitos inestéticos. A perda de osso alveolar pode ser atribuída a uma variedade de factores, tais como patologia endodôntica, periodontite, trauma facial e manobras agressivas durante as extracções. Estes defeitos nos maxilares podem criar grandes problemas na realização de dentisteria de restauração, quer o tratamento envolva implantes dentários, pontes ou próteses.

O procedimento de preservação do alvéolo cirúrgico é recomendado nas seguintes condições: quando a colocação do implante não é possível na altura da extração do dente; quando não é possível obter a estabilidade primária do implante; e quando se pretende tratar pacientes adolescentes.

Várias técnicas podem ser utilizadas para preservar o osso e minimizar a perda óssea após a extração dentária incluem a preservação do processo alveolar através de: Retenção de raízes tratadas endodonticamente (fisiologicamente mais aceite), Regeneração óssea guiada, Colocação imediata de implantes, Utilização de análogos radiculares.

Num método comum, o dente é removido e o alvéolo é preenchido com osso ou substituto ósseo. Depois, é coberto com gengiva, membrana artificial ou proteínas estimuladoras de tecidos para encorajar a capacidade natural do corpo para reparar o alvéolo.

Com este método, o alvéolo cicatriza, eliminando a contração e o colapso da gengiva e dos tecidos faciais circundantes. O osso recém-formado no alvéolo também fornece uma base para um implante que substitui o dente. Tan et al relataram intervenções que envolvem autoenxertos, aloenxertos, xenoenxertos, regeneração óssea guiada (ROG) e factores de crescimento que são utilizados com diferentes graus de sucesso, num esforço para manter as dimensões anatómicas do alvéolo antes da implantação.

O mecanismo biológico do enxerto ósseo baseia-se em:

• Osteocondução - quando o material de enxerto ósseo serve como um suporte para o crescimento de novo osso que é perpetuado pelo osso nativo.

• Osteoindução - envolve a estimulação de células osteoprogenitoras para se diferenciarem em osteoblastos que, por sua vez, iniciam a formação de novo osso. O tipo mais estudado de mediadores celulares osteoindutores são as proteínas morfogenéticas ósseas (BMPs).

• Osteogénese - ocorre quando osteoblastos vitais provenientes do material de enxerto ósseo contribuem para o crescimento de novo osso juntamente com o crescimento ósseo gerado através dos outros dois mecanismos.

• Osteopromoção - envolve o aumento da osteoindução sem a posse de propriedades osteoindutoras. Por exemplo, foi demonstrado que o derivado da matriz de esmalte aumenta o efeito osteoindutor do aloenxerto ósseo desmineralizado liofilizado (DFDBA), mas não estimula o crescimento ósseo de novo por si só.

Buser et al sugeriram uma estratégia de colocação imediata de implantes num alvéolo de extração e ROG simultânea[3,11] . Foi demonstrado que as técnicas de regeneração óssea guiada e a utilização de materiais de substituição óssea melhoram a cicatrização do alvéolo e modificam potencialmente o processo de reabsorção. Existem várias recomendações relativamente ao momento de colocação do implante após a extração do dente. O implante pode ser colocado: imediatamente após a extração, durante o mesmo procedimento cirúrgico (colocação imediata do implante); após um atraso de 2-6 semanas (colocação tardia do implante); ou após um atraso de 3-6 meses (colocação tardia do implante). Atualmente, a combinação de desenhos de implantes orientados anatomicamente, novos biomateriais, como a cerâmica de zircónio, e tecnologias de superfície resultou em implantes dentários especialmente concebidos para substituir cada dente individual.

A utilização de análogos radiculares como terapia pré-implantar pode fornecer uma quantidade adequada de osso e tecido mole para a colocação do implante. Muitos autores | - -13173 5 | mostraram que diferentes materiais substitutos ósseos foram utilizados como análogos radiculares, sendo alguns deles: hidroxiapatite densa, ácido poliglicólico, ácido polilático, ácido poliglicólico polilático bioabsorvível (PLGA), mineral ósseo bovino desproteinizado integrado numa matriz de colagénio a 10%, β-fosfato tricálcico (β-TCP) combinado com colagénio tipo I e β- TCP/PLGA e β-TCP revestido com análogo radicular de PLGA.

O desenvolvimento de novas tecnologias médicas permite a utilização dos conhecimentos adquiridos no domínio da ciência dos materiais, da bioquímica, da biologia molecular e da engenharia genética, criando novos materiais sintéticos combinados para enxertos ósseos (osteoplastia).

A modificação da sua estrutura em bloco, que aproxima a sua estrutura do tecido ósseo natural, a inclusão de citocinas - factores de crescimento e morfogénios - na sua composição permite fornecer materiais sintéticos com propriedades não só osteocondutoras mas também osteoindutoras. Isto permite igualmente controlar a velocidade de biodegradação, aproximando-a da cinética da osteogénese.

A utilização de várias técnicas e biomateriais tem sido proposta ao longo dos anos; no entanto, não foram demonstradas diferenças significativas entre os diferentes biomateriais, embora o colagénio isolado não se tenha revelado adequado para contrariar as alterações tecidulares após a extração dentária

BIOMATERIAIS PARA PRESERVAÇÃO DE ALVÉOLOS

Regeneração óssea guiada (ROG)

O princípio consiste em impedir que o tecido epitelial gengival e o tecido conjuntivo entrem no defeito através de membranas de oclusão celular, de modo a permitir que células específicas regenerem os tecidos perdidos no defeito. Estão disponíveis vários produtos para a ARP e os materiais apresentam-se frequentemente sob várias formas diferentes. As membranas de barreira são frequentemente utilizadas para manter o espaço para o crescimento ósseo. Estas podem ser reabsorvíveis ou não reabsorvíveis. As membranas não reabsorvíveis apresentam um maior preenchimento ósseo e uma resposta favorável do tecido marginal. As membranas reabsorvíveis não requerem uma segunda cirurgia para a sua remoção e apresentam uma boa cicatrização dos tecidos moles.

Membranas não reabsorvíveis

Estas podem ser construídas com filtros de acetato de celulose (Millipore) ou politetrafluoroetileno expandido (e-PTFE ou Teflon). O titânio também foi incorporado nas membranas de e-PTFE para reforçar a estrutura e permitir que a membrana se feche para manter o espaço para o enchimento ósseo. O e-PTFE sozinho demonstrou proporcionar um ganho na formação de novo osso de 1,5-5,5 mm aos seis a dez meses. Os aspectos negativos das membranas não reabsorvíveis levaram a que, mais recentemente, fossem menos utilizadas. É necessária uma segunda cirurgia para a sua remoção, o que aumenta a morbilidade. A exposição da membrana é relativamente comum devido à extrusão, o que, por sua vez, prejudica significativamente a cicatrização e a regeneração. Para contrariar esta situação, foi desenvolvido o politetrafluoroetileno de alta densidade (d-PTFE). Quando deixado exposto durante até quatro semanas, não se verifica qualquer prejuízo para a cicatrização. Isto significa que o d-PTFE não requer incisões de libertação para fechar a fenda.

Membranas reabsorvíveis

Estes incluem copolímeros sintéticos de poliglicosídeos, colagénio e sulfato de cálcio. Estas membranas têm a vantagem de não necessitarem de um segundo procedimento cirúrgico para a sua remoção. O colagénio tem os seguintes benefícios, que podem ajudar na formação e estabilização do coágulo e, consequentemente, na regeneração:

- Actua como agente hemostático

- Estimula a fixação das plaquetas

- Melhora a ligação da fibrina

- Atrai os fibroblastos

- Fácil de manipular

- Adapta-se ao osso.

Apesar destas vantagens, as membranas reabsorvíveis não demonstraram dar mais ou menos osso do que as não reabsorvíveis, embora sejam menos susceptíveis de sofrer exposição e infeção. A matriz dérmica acelular (ADM) é um tecido de pele humana que foi submetido a repetidas lavagens seguidas de liofilização. Foi originalmente desenvolvida para vítimas de queimaduras e, em medicina dentária, é utilizada principalmente para procedimentos mucogengivais em cirurgia periodontal. Na ARP, a

ADM demonstrou preservar a espessura do rebordo e este efeito pode ser reforçado pela utilização de hidroxiapatite, que também ajuda a aumentar a largura dos tecidos queratinizados.

Enxertos de soquetes

Os materiais de enxerto de soquete funcionam através da osteoindução e/ou osteocondução. A osteoindução é a estimulação do crescimento ósseo através da diferenciação de células mesenquimatosas em osteoblastos. O material mais comum que facilita este processo são as lascas de osso autógeno. A osteocondução envolve a formação de capilares e células progenitoras dentro e à volta do material de enxerto, que actua como um andaime. A maioria dos materiais funciona através deste método. As membranas podem ser utilizadas em combinação com enxertos de alvéolos.

Auto-enxertos

Extra-orais, por exemplo, crista ilíaca e auto-enxertos de bloco de medula, e intra-orais, por exemplo, ramo da mandíbula, tuberosidade maxilar, locais de cicatrização pós-extração e exostoses ósseas que não são utilizados por rotina para ARP devido à morbilidade relativamente elevada. O osso esponjoso proporciona mais osteogénese do que o osso cortical, provavelmente devido à abundância de células na medula óssea. Os auto-enxertos intra-orais podem ser colhidos sob a forma de coágulo ósseo, em que o osso é colhido com brocas e misturado com sangue, ou de mistura óssea, em que o osso colhido é triturado numa cápsula de amálgama estéril durante 60 segundos. Normalmente, o osso é colhido através da utilização de uma armadilha para osso ou de instrumentos manuais de raspagem, por exemplo, com um cinzel de ação dorsal Rhodes.

Aloenxertos

A vantagem é a diminuição da morbilidade devido à ausência de um segundo local cirúrgico. Existem dois tipos: osso congelado ou liofilizado mineralizado (FDBA) e osso congelado ou liofilizado desmineralizado (DFDBA). O FDBA actua por osteocondução e é reabsorvido mais lentamente do que o DFDBA. O DFDBA pode ter a vantagem da osteoindução. Estes enxertos são armazenados em bancos de tecidos. Os bancos de tecidos seleccionam e aceitam dadores de várias formas, mas todos os grupos de alto risco de infecções transmissíveis ou da doença de Creutzfeld-Jakob são excluídos, assim como os dadores com o vírus da imunodeficiência humana (VIH), hepatite B, hepatite C e Treponema pallidum (sífilis). Os dadores com doenças malignas não são especificamente proibidos. Para além da história clínica, os potenciais dadores devem ser submetidos a autópsias, análises de sangue e culturas de medula óssea. As autópsias revelaram discrepâncias consideráveis em relação aos diagnósticos clínicos.

O DFDBA e o FDBA não apresentam diferenças na dimensão do rebordo alveolar após a ARP, no entanto o DFDBA apresenta maior quantidade de osso vital (38,45% versus 26,63%) e menos partículas de enxerto residuais (8,88% versus 25,42%) aos 4-5 meses. Foi sugerido que o tamanho ideal das partículas destes enxertos se situa entre 100-380 µm, uma vez que as partículas mais pequenas são reabsorvidas pelos macrófagos e as partículas maiores restringem o espaço para a vascularização e, além disso, podem ser sequestradas. A mistura óssea tem o tamanho de partícula mais pequeno (21 x 105 µm), seguida do coágulo ósseo e do FDBA (300-500 µm). As lascas de osso cinzelado são as maiores (789 x 1.559 µm). Não foram encontradas diferenças entre a massa óssea DFDBA de diferentes tamanhos de partículas em biopsias efectuadas 20 semanas após a ARP. Ao comparar o FDBA cortical com o esponjoso, não foram encontradas diferenças na formação óssea, mas foi encontrada uma maior perda de altura da crista lingual no grupo esponjoso.

Xenoenxertos

O DBBM é o xenoenxerto mais comummente utilizado. Os nomes comerciais incluem Bio-Oss, Cerabone, DirectOss e Hypro-Oss. Os espécimes colhidos nove meses após a ARP demonstraram 26,4-35,1% de osso vital, com porções coronais maioritariamente formadas por tecido conjuntivo (63,9%). O material também estava presente em todos os locais anteriores da maxila, ocupando aproximadamente 30% do volume. A maioria das partículas entra em contacto com o osso cortical e minimamente com o tecido conjuntivo. O DBBM funciona principalmente por osseocondução e é reabsorvido a uma taxa de 10% ao ano.

O colagénio Bio-Oss, constituído por 90% de DBBM e 10% de colagénio porcino, demonstrou atuar como um suporte para a formação de tecido, mas não estimula a formação de novo osso. Preserva a forma e o tamanho do rebordo, mas com uma diminuição da formação óssea às 12 semanas, em comparação com os locais não aumentados. Outros estudos que avaliaram esta situação apresentaram resultados contraditórios. Os autores especulam que este material pode ser utilizado habitualmente, apesar destes resultados equívocos, devido à facilidade de utilização e ao marketing. As evidências sugerem que não há diferença na ARP entre o uso de membranas isoladas ou membranas e material ósseo bovino desproteinizado (DBBM).

Aloplastos e factores de crescimento

Entre os exemplos contam-se a hidroxiapatite, o fosfato tricálcico, o sulfato de cálcio, os polímeros de vidro bioativo, o ácido poliláctico, o ácido poliglicólico ou as esponjas de colagénio. Os materiais são inertes e actuam por osteocondução. A hidroxiapatite em combinação com fosfato tricálcico, por exemplo, Straumann Bone Ceramic, demonstrou resultados semelhantes aos do DBBM quando se comparam os níveis da crista óssea alveolar avaliados radiograficamente até às 32 semanas, a avaliação histológica dos locais aos oito meses, a altura óssea, a espessura da parede vestibular e palatina e a necessidade de enxertos adicionais ou índices periodontais à volta dos implantes no seguimento de um ano. Foi encontrada uma diferença estatisticamente significativa de 1 mm na largura da crista aos oito meses, favorecendo o aloplast.

Foi demonstrado que o sulfato de cálcio produz significativamente menos reabsorção e mais osso mineralizado quando utilizado em conjunto com plasma rico em plaquetas. Quando esta combinação foi comparada com um tampão de colagénio isolado, foi encontrada uma diferença significativa no novo osso vital, aos três meses, mas nenhuma diferença nas dimensões do rebordo. A combinação de sulfato de cálcio com aloenxertos não parece ajudar a ARP.

As cavidades preservadas com Bioglass, um vidro à base de silicato, mostraram uma ausência completa de formação de osso novo nos primeiros seis meses, com preenchimento de osso lamelar aos sete meses.

Foi demonstrado que a hidroxiapatite produz 31% de osso vital aos 6-8 meses. Podem também ser utilizadas esponjas de ácido poliláctico ou poliglicólico (co-polímero sintético) ou de colagénio, que podem ser impregnadas com outros materiais. As esponjas de co-polímero sintético mostraram dimensões de crista semelhantes aos três e seis meses, em comparação com a ausência de ARP. Os locais mostraram osso mineralizado e bem estruturado, sem material de enxerto residual. Além disso, a técnica Bio-Col envolve a colocação de partículas de DBBM seguidas de um tampão ou membrana de colagénio e demonstrou permitir a colocação de implantes.

As esponjas de colagénio combinadas com hidroxiapatite e péptido de ligação celular ou proteína morfogénica óssea têm uma densidade óssea média significativamente mais elevada e um maior aumento ósseo (até 2 mm de largura média da crista) do que as esponjas de colagénio isoladas. A adição destas proteínas também significou que os locais tinham metade da probabilidade de necessitar de mais enxertos aquando da colocação do implante. Foram encontradas percentagens semelhantes de vitalidade óssea e alterações na altura do rebordo.

As membranas e os substitutos ósseos podem ou não preservar mais osso do que os substitutos ósseos isolados, mas deve ser salientado que a diferença não é clinicamente significativa.

Esponjas de colagénio

Por exemplo, os hemocolagénios são normalmente colagénio de tipo 1, não desnaturado, liofilizado, de origem bovina. Oferecem proteção de feridas, estabilização de coágulos sanguíneos e facilitação da formação de tecido de granulação. Estes materiais são completamente reabsorvidos no prazo de duas semanas a três meses. Podem ser fornecidos em forma de bala para facilitar a colocação nas cavidades e são mais baratos do que os substitutos ósseos.

Embora as esponjas de colagénio proporcionem um controlo favorável da hemorragia e proteção do enxerto, a utilização de esponjas isoladamente parece oferecer benefícios limitados em comparação com alvéolos naturalmente cicatrizados. As esponjas de colagénio que cobrem Bio-Oss e Puros (aloenxerto esponjoso mineralizado) parecem oferecer uma ARP significativa em comparação com a extração apenas. As esponjas de colagénio embebidas em gentamicina e cobertas com enxertos gengivais livres parecem oferecer uma ARP limítrofe em comparação com a extração atraumática.

Os materiais que contêm DBBM cobertos por uma membrana podem atualmente ser considerados o "padrão de ouro" devido à sua disponibilidade imediata, à ausência de doenças transmissíveis comunicadas, à aceitação por parte dos médicos e ao seu efeito duradouro. O DBBM e os vidros bioactivos parecem ser preferíveis para atrasos planeados mais longos na colocação de implantes.

<u>REVISÃO DA LITERATURA</u>

Cena Dimova: Procedimento de preservação do alvéolo após extração de dentes:

Key Engineering Materials Vol. 587 (2014) pp 325-330DOI:10.4028/KEM.587.325

Na moderna cirurgia dentária e maxilofacial, são utilizados vários materiais para a substituição e reconstrução do tecido ósseo. Todos os materiais osteoplásticos podem ser divididos em quatro grupos por origem: autogénicos, alogénicos, xenogénicos e sintéticos. As deformidades da mandíbula resultantes da remoção de dentes podem ser prevenidas e reparadas através de um procedimento denominado preservação do alvéolo. O procedimento começa com a extração atraumática do dente. São feitas todas as tentativas para preservar o osso e os tecidos moles circundantes, com ênfase no cuidado de não fraturar a delicada placa vestibular.

Há uma série de técnicas e instrumentos que ajudam neste processo. Em geral, nunca se pretende elevar de forma a que a força seja direccionada para a placa vestibular. É importante que se estabeleça uma boa hemorragia no alvéolo. De seguida, coloca-se um material de enxerto ósseo no alvéolo e cobre-se com uma membrana reabsorvível ou não reabsorvível e sutura-se. Mais importante ainda, a preservação do alvéolo ajuda a manter a arquitetura alveolar e reduz significativamente a perda de largura e altura do rebordo após a remoção do dente.

As revisões relataram geralmente uma melhoria da altura e largura alveolares para intervenções de preservação de alvéolos em comparação com alvéolos que cicatrizaram naturalmente. Um bom nível ósseo, por si só, não implica uma melhoria estética. Mas, evidências inconclusivas mostram que, embora as intervenções de preservação do alvéolo possam ajudar a reduzir as alterações dimensionais ósseas após a extração dentária, não impedem a reabsorção do rebordo. Mais importante ainda, a preservação do alvéolo ajuda a manter a arquitetura alveolar. A preservação do alvéolo reduz significativamente a perda de largura e altura do rebordo após a remoção do dente.

A preservação do alvéolo mantém o volume ósseo pós-extração, antecipando a colocação de um implante ou o local do pôntico da prótese parcial fixa. Este procedimento ajuda a compensar a reabsorção da parede óssea facial. A preservação do alvéolo deve ser considerada quando a colocação do implante tem de ser adiada por razões relacionadas com o doente ou com o local. O tempo de cicatrização ideal antes da colocação do implante é de seis meses. A preservação do alvéolo pode reduzir a necessidade de um aumento ósseo posterior. Ao reduzir a reabsorção óssea e acelerar a formação óssea, aumenta o sucesso e a sobrevivência do implante. Biomateriais para enxerto de alvéolos, incluindo auto-enxerto, aloenxerto, xenoenxerto e aloplast. Recomenda-se um substituto ósseo com uma taxa de substituição baixa.

O selamento do alvéolo tem demonstrado uma menor reabsorção óssea horizontal e vertical quando utilizado com o colagénio Bio-Oss. O tempo de cicatrização ideal antes da colocação do implante é de 6 a 9 meses para permitir a cicatrização adequada dos materiais de substituição óssea. *O encerramento sem tensão é importante quando o tecido conjuntivo se opõe ao tecido conjuntivo para evitar a infeção do enxerto ou a exposição das membranas de barreira.*

A maioria das alterações de reabsorção da parede óssea vestibular já ocorreu às oito semanas. É necessária uma intervenção clínica para a manutenção do rebordo, uma vez que a alteração do rebordo ocorre rapidamente, diminuindo o seu volume ósseo. Os materiais de substituição óssea e/ou as membranas de barreira não aceleram a cicatrização óssea em alvéolos de extração. A colocação de implantes deve ser adiada por um período mínimo de seis meses. *A preservação da crista pode ser indicada se a colocação do*

implante tiver de ser adiada por mais de 6 meses após a extração do dente. Não foi
identificada nenhuma técnica ou biomaterial superior. No entanto, recomenda-se um
material de substituição óssea com uma taxa de substituição baixa.

Ren E. Wang, Niklaus P. Lang (2012): Preservação do rebordo após extração de dentes
Clinical Oral Implants Research. 23(Suppl. 6), 2012, 147-156

Uma revisão sistemática avaliou as alterações dimensionais nos tecidos duros e moles do processo alveolar até 12 meses após a extração dentária (Tan et al. 20102)

Concluiu-se que, após 3 meses de cicatrização, a reabsorção horizontal do osso alveolar foi de 2,2mm na crista, e de 1,3, 0,59 e 0,3mm a 3, 6 e 9mm apicalmente à crista, respetivamente; após 6 meses de cicatrização, a reabsorção vertical do osso alveolar foi de 11-22%, enquanto a reabsorção horizontal do osso alveolar foi de 29-63%. Quando os tecidos moles foram incluídos juntamente com os tecidos duros nas avaliações dimensionais aos 3 meses de cicatrização, verificou-se mesmo um aumento de 0,4 mm na dimensão vertical. Aos 12 meses de cicatrização, a reabsorção vertical do rebordo alveolar foi de 0,8 mm. Horizontalmente, a reabsorção do tecido mole e duro juntos foi de 1,3 mm e 5,1 mm após 3 e 12 meses de cicatrização, respetivamente.

Os implantes colocados nas cavidades de extração recentes não impedem a reabsorção do osso alveolar. A regeneração óssea guiada simultânea pode resolver parcialmente a reabsorção do osso alveolar. A utilização de implantes com forma de raiz não preserva os rebordos alveolares. Além disso, foram testados vários substitutos ósseos: a hidroxiapatite enriquecida com magnésio, a matriz óssea desmineralizada humana e o mineral ósseo bovino desproteinizado demonstraram ser eficazes na preservação do rebordo. ***A aplicação do princípio da regeneração óssea guiada, utilizando substitutos ósseos juntamente com uma membrana de colagénio, demonstrou efeitos claros na preservação da altura do rebordo alveolar, bem como da largura do rebordo.*** Os enxertos de tecidos moles ou o encerramento primário não mostraram efeitos benéficos na preservação do osso alveolar

G. Ustaoglu , D. Goller Bulut , K.C Gumus (2020) Avaliação dos efeitos de diferentes concentrados de plaquetas na cicatrização precoce dos tecidos moles e na preservação do alvéolo após a extração dentária: **Journal of Stomatology, Oral and Maxillofacial Surgery ;**Volume 121, Número 5

O objetivo deste estudo é analisar as características de cicatrização precoce dos tecidos moles e a Dimensão Fractal (DF) de alvéolos de extração preservados com fibrina rica em plaquetas e leucócitos (L-PRF) e fibrina rica em plaquetas preparada com titânio (T-PRF).

Foram incluídos no estudo 57 pacientes (idade média de 35,4 +/- 5,6 anos), sendo 29 do sexo feminino (idade média de 35,9 +/- 4,8 anos) e 28 do sexo masculino (idade média de 34,9 +/- 6,4 anos). A análise de cada alvéolo foi realizada através do método de contagem de caixas proposto por White e Rudolph. A medição foi efectuada na área correspondente ao centro do alvéolo de cicatrização 3 meses após a extração dentária e procedimentos cirúrgicos. As radiografias periapicais de alta resolução em formato JPEG foram convertidas para formatos de ficheiros de imagem com etiquetas (TIFF). Cada região de interesse (ROI) foi selecionada numa dimensão de 18*19 pixels, cortada e duplicada. A desfocagem gaussiana foi utilizada para remover as alterações de brilho, dependendo dos tecidos moles superiores e das diferentes espessuras ósseas. Os vazios da medula óssea e as trabéculas foram separados adicionando 128 valores de cinzento para cada localização de pixel. Após a realização das operações de binarização, erosão, dilatação, inversão e esqueletização, foi calculada a FD. Após a extração do dente, os tecidos de granulação foram removidos com curetas de osso. A L-PRF ou a T-PRF foram colocadas no alvéolo de extração e estabilizadas com suturas não reabsorvíveis 4-0. *O* *estudo foi concluído com a afirmação de que a T-PRF e a L-PRF melhoraram de forma semelhante a epitelização da ferida e reduziram o desconforto pós-operatório nos alvéolos de extração.* O procedimento T-PRF resultou numa Dimensão Fractal mais elevada em comparação com o L-PRF e o grupo de controlo.

Crespi Roberto, Toti Paolo, Crespi Giovanni, Covani Ugo, Brevi Bruno e Menchini-Fabris Giovanni-Battista (2021): Remodelação óssea em torno de implantes colocados após a preservação do alvéolo: um estudo radiológico retrospetivo de 10 anos; **International Journal of Implant Dentistry**

Foi realizado um estudo para avaliar e comparar os resultados clínicos e radiológicos a longo prazo de alvéolos pós-extração após preservação do rebordo com xenoenxerto porcino ou apenas com colagénio. Os pacientes foram submetidos a extração de um único dente na parte posterior da mandíbula. Os alvéolos de extração frescos foram preenchidos com osso cortico-esponjoso porcino pré-hidratado ou esponja de colagénio. Dois ou três meses depois, foi efectuada uma técnica de expansão do rebordo com colocação imediata de implantes. Foram avaliados os resultados primários (alterações da largura alveolar) e secundários (eventos adversos e manutenção a longo prazo da placa vestibular que cobre o implante).

Concluiu-se que o grupo de osso porcino teve resultados significativamente melhores a curto prazo, com uma menor manutenção a longo prazo da placa bucal

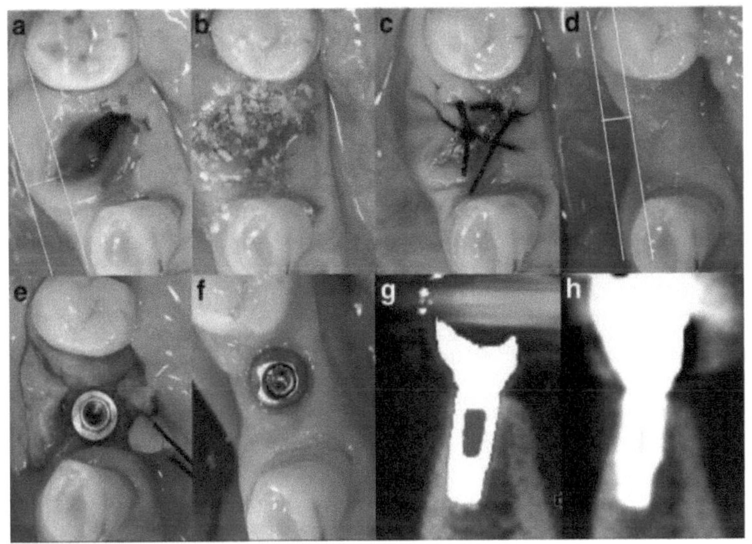

a. alvéolo fresco; **b** alvéolo porcino córtico-canceloso e preenchido; **c** cobertura de folha de colagénio fixada com suturas de seda; **d** cicatrização do local aos 3 meses; **e** colocação do implante no local cicatrizado; **f** local cicatrizado; **g** tomografia computorizada de feixe cónico 3 anos após a colocação do implante e; **h** após 10 anos da primeira cirurgia

Bernard Blinstein, Stasys Bojarskas, Efficacy of autologous platelet rich fibrin in bone augmentation and bone regeneration at extraction socket; **Baltic Dental and Maxillofcaial Journal,** 20: 111-8, 2018

Foi realizado um estudo para avaliar a eficácia da fibrina rica em plaquetas autóloga em procedimentos de aumento e regeneração óssea no que diz respeito à cicatrização de tecidos moles e duros no tratamento de cirurgia oral. No total, 25 artigos foram incluídos nesta revisão da literatura. Os estudos foram divididos em cinco grupos principais, de acordo com a aplicação: 1) utilização de fibrina rica em plaquetas autóloga na preservação de alvéolos de extração de terceiros molares, 2) preservação de qualquer alvéolo de extração, 3) procedimentos de aumento ósseo/levantamento do seio maxilar com colocação de implantes, 4) aumento dos tecidos peri-implantares, e 5) tratamento de defeitos infra-ósseos.

Os estudos registaram melhores resultados na cicatrização dos tecidos moles, na formação de osso trabecular e na densidade óssea nos grupos de PRF, em comparação com os grupos sem PRF. O PRF tem resultados significativamente superiores na promoção da cicatrização de tecidos moles e na regeneração óssea mais rápida, quando comparado com o PRP. Uma das principais razões pode ser o protocolo de preparação mais simples do PRF em comparação com o PRP e a capacidade do PRF para libertar determinados factores de crescimento de uma "forma controlada" (como citado em Yelamali T, 2014, p. 410)

A aplicação de fibrina autóloga rica em plaquetas (PRF) mostra benefícios na promoção da cicatrização de tecidos moles e regeneração óssea em diferentes procedimentos cirúrgicos. Além disso, trata-se de um biomaterial autólogo de baixo custo e que não necessita da administração de quaisquer aditivos.

Gholam Ali Gholami , Maryam Aghaloo , Farzin Ghanavati , Reza Amid e Mahdi Kadkhodazadeh; **Preservação tridimensional do alvéolo cirúrgico: uma técnica para o aumento dos tecidos moles juntamente com o enxerto do alvéolo cirúrgico: Annals of Surgical Innovation e Research 2012**

Uma revisão da literatura sobre a preservação do alvéolo dentário mostra a necessidade de uma maior consideração estética através dos procedimentos de correção do rebordo alveolar após a extração. Foi aqui descrita uma nova técnica que consiste num enxerto de tecido conjuntivo e epitelizado combinado com pedículo rotacional (enxerto RPC), em conjunto com o procedimento de regeneração tecidular guiada imediata (ROG).

Os autores analisaram esta técnica através de um relato de caso e discutiram o seu benefício em comparação com outros procedimentos de preservação de alvéolos.

Técnica de enxerto combinado de pedículo rotacional:

O retalho de espessura total foi levantado 3 mm para além da junção mucogengival sem libertar incisões com extensão mesial e distal adequada para formar uma bolsa. Esta bolsa cobrirá mais tarde a extremidade do enxerto. O osso bucal com altura e largura adequadas não necessita de reconstrução bucal excessiva e colocação de membrana. O alvéolo foi preenchido com DFDBA. Foi levantado um retalho pedicular de espessura parcial. O retalho foi rodado e colocado em posição e a extremidade desepitelizada foi colocada na bolsa bucal e suturada. Foi colocado um penso no enxerto e na zona doadora desnudada.

O enxerto de RPC seria útil em casos de elevada exigência estética devido à sua capacidade de reconstruir simultaneamente tecidos duros e moles

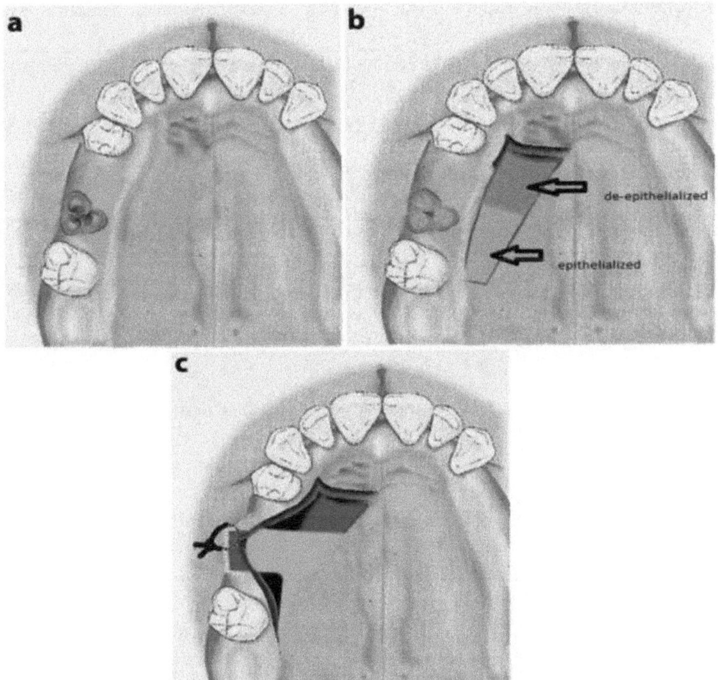

Vista esquemática do enxerto de RPC. b) Desenho do retalho. c) Sutura

Lanka-Mahesh, Georgiosa.Kotsakis, Narayan Venkataraman, Sagrika Shukla, Hari Prasad :Preservação do rebordo com a técnica socket-plug utilizando um substituto ósseo aloplástico ou um xenoenxerto particulado: um estudo piloto histológico; Journal of Oral Implantology

Um estudo para avaliar histologicamente e comparar a regeneração óssea em alvéolos de extração enxertados com um substituto ósseo aloplástico em massa ou com um xenoenxerto bovino orgânico particulado, utilizando a técnica do alvéolo-plug.

Dezanove pacientes foram submetidos a vinte extracções dentárias e preservação do rebordo seguindo um protocolo padronizado. Dez locais foram enxertados com massa de fosfosilicato de cálcio (grupo CPS) e os restantes dez com um substituto orgânico de osso bovino (grupo BO). Os pacientes foram chamados após 4-6 meses para avaliar a regeneração óssea e proceder à colocação do implante. Durante o procedimento de colocação do implante, foi obtido um núcleo ósseo de cada local, que foi utilizado para análise histológica. A histomorfometria revelou que os valores do enxerto residual foram significativamente mais elevados no grupo BO (25,60%±5,89) em comparação com o grupo CPS (17,40%±9,39). A quantidade de osso novo regenerado também foi estatisticamente significativa no grupo aloplast (47,15% ± 8,5%) em comparação com o grupo xenoenxerto (22,2% ± 3,5%).

Os resultados sugerem que a preservação do rebordo utilizando um substituto ósseo aloplástico de fosfosilicato de cálcio em massa demonstra uma substituição mais atempada do enxerto e uma maior regeneração óssea quando comparado com um xenoenxerto de osso bovino orgânico.

Vivekanand Sabanna Kattimani, Krishna Prasad; Preservação de soquetes utilizando nanohidroxiapatite derivada de casca de ovo com fibrina rica em plaquetas como membrana de barreira: uma nova técnica;**Journal of Korean Association of Oral and Maxillofacial Surgery 2019**

Este estudo piloto foi realizado para avaliar o desempenho da nanohidroxiapatite (nHA) derivada de cascas de ovos de galinha na preservação de alvéolos.

Avaliação de 23 alvéolos (11 pacientes) enxertados com nHA e cobertos com membrana de fibrina rica em plaquetas (PRF) como barreira. A largura do osso e a densidade óssea radiográfica foram medidas utilizando radiografias digitais 1, 12 e 24 semanas após o procedimento.

A utilização de uma membrana PRF evita incisões de libertação periosteal para o encerramento primário, facilitando assim a preservação da mucosa queratinizada e da arquitetura gengival.

Os grânulos de nHA utilizados para o enxerto foram sintetizados a partir de precursores naturais de cálcio obtidos de resíduos de casca de ovo de galinha e produzidos utilizando uma técnica de processamento rápido por micro-ondas. A nHA obtida desta forma é uma HA19 nanoestruturada típica, semelhante a uma flor. É composta por flocos semelhantes a folhas que se estendem radialmente a partir do centro, com uma largura de 100 a 200 nm e um comprimento de 0,5 a 1 μm. A nHA contém Ca, P, O, C e Mg. A nHA é um substituto económico promissor do enxerto ósseo para a regeneração e reconstrução ósseas devido à disponibilidade abundante de resíduos de casca de ovo como matéria-prima.

**Gintaras Juodzbalys , Arturas Stumbras , Samir Goyushov , Onurcem Duruel ,
Tolga Fikret Tozüm:** Classificação morfológica de alvéolos de extração e árvore de
decisão clínica para preservação/ampliação de alvéolos após extração dentária: uma
revisão sistemática; **Journal Of Oral & Maxillofacial Research 2019**

Um estudo realizado para rever a literatura atual relativa à classificação do alvéolo de
extração imediatamente a seguir à extração dentária e aos fundamentos dos
procedimentos de preservação/aumento do alvéolo e, com base nisso, sugerir uma nova
árvore de decisão clínica para a preservação/aumento do alvéolo de extração na área
estética e não estética

Dez estudos preencheram os critérios de inclusão e foram seleccionados para o estudo.
Embora existam vários tipos de classificações de alvéolos de extração, nenhuma delas
conseguiu avaliar completamente todos os parâmetros morfológicos do rebordo alveolar.
Além disso, o presente estudo revelou que as indicações para a preservação/aumento do
alvéolo de extração têm um espetro mais amplo do que a morfologia do alvéolo e estão
relacionadas com a anatomia dos tecidos circundantes ou com as indicações e o momento
da operação de implantação dentária. Com base nas classificações e fundamentos do
alvéolo de extração atualmente propostos, foi sugerida uma nova árvore de decisão para
a preservação/aumento do alvéolo de extração imediatamente após a extração do dente
na área estética e não estética.

*A necessidade de preservação/aumento do alvéolo de extração imediatamente após a
extração dentária deve ser determinada do ponto de vista estético, funcional e*

relacionado com o risco. Uma nova árvore de decisão clínica para a preservação/aumento

do alvéolo de extração imediatamente após a extração do dente em zonas estéticas e não

estéticas pode ser uma ferramenta útil nos procedimentos de preservação/aumento do

alvéolo

A Árvore de Decisão Clínica para Preservação/Aumento do Alvéolo de Extração

Indications and reasons for extraction socket preservation/augmentation	Aesthetic zone	Non aesthetic zone
Aesthetic		
Impossible to reach sufficient aesthetic result	Facial soft tissue deficiency of extraction socket	
	Absence of buccal wall of extraction socket > 50%	Absence of buccal wall of extraction socket
	Horizontal bone loss > 2 mm	Horizontal bone loss > 3 mm
Functional		
Impossible to gain implant primary stability	Available bone beyond the apex of extraction socket < 3 mm and absence of implant to bony walls contact	Available bone beyond the apex of extraction socket < 3 mm and absence of septal bone
Risk related		
Risk of significant alveolar bone resorption	Multiple extractions when buccal extraction socket wall thickness < 2 mm and thin (< 1 mm) biotype	
	Postponed or not recommended implantation for some reasons	
Risk of apical peri-implantitis development	Presence of extraction socket bone lesions > 5 mm	
Risk of maxillary sinus perforation and reducing the need for elevation of the sinus floor	Presence of roots penetrating into maxillary sinus	
Risk of nasal floor perforation and reducing the need for elevation of the nasal floor	Presence maxillary alveolar process atrophy in nasal floor projection	

Amardip S. Kalsi, Jagdip S. Kalsi e Steven Bassi; Alveolar ridge preservation: why, when and how; **British Dental Journal Volume 227 No. 4 :2019**

A preservação do rebordo alveolar (PCA) é um método para diminuir a reabsorção óssea após a extração dentária e facilitar a colocação de implantes protéticos. A compreensão das respostas fisiológicas que ocorrem após a extração e os efeitos da PVA são importantes para a implementação de procedimentos clínicos. A ARP é uma forma previsível de reduzir a indesejável redução horizontal e vertical do rebordo após a extração, quando o tratamento com implantes dentários tem de ser adiado. A regeneração óssea guiada, os preenchimentos de alvéolos, os selantes de alvéolos e os factores de crescimento têm sido utilizados de forma satisfatória. No entanto, não existe atualmente consenso sobre a seleção de casos, a melhor técnica clínica e a escolha de materiais. Apresenta-se a gestão dos alvéolos de extração dentária, com enfoque na tomada de decisões.

A ARP pode ser um método benéfico para manter o volume ósseo para ajudar a colocação protética de implantes. *É provável que mantenha cerca de 2 mm de largura e altura do osso*. Existe uma variedade de materiais e métodos disponíveis, que são resumidos neste documento. É ainda necessária mais investigação para determinar a influência dos factores do paciente e dos diferentes materiais nos resultados da ARP, para além da estabilidade a longo prazo dos materiais de enxerto. A ARP parece ser vantajosa nos casos em que a colocação de implantes tem de ser adiada, por exemplo, em pacientes jovens em que o crescimento ainda não está concluído, e para locais de pônticos à volta de pontes. *Os materiais de enxerto de reabsorção mais lenta, como o material ósseo bovino desproteinizado (DBBM) e os vidros bioactivos, seriam preferíveis se o atraso na colocação do implante se prolongasse por mais de nove meses.* A ARP pode potencialmente reduzir a necessidade de uma elevação do seio maxilar. É pouco provável que se consiga a preservação completa do rebordo alveolar após a extração, mesmo que se utilizem técnicas de ARP.

Table 1 Recommendations for ARP depending on socket anatomy[16]		
Type of extraction socket	**Description of socket**	**Recommendation for augmentation**
Type I	All bone and soft tissue preserved	Bone graft and membrane, bone graft alone, membrane alone or no graft
Type II	Labial defect (for example, buccal dehiscence or fenestration)	Bone graft and membrane
Type III	Labial and interproximal vertical defect	Orthodontic extrusion before extraction

FLUXOGRAMA PARA A TOMADA DE DECISÕES NA ARP

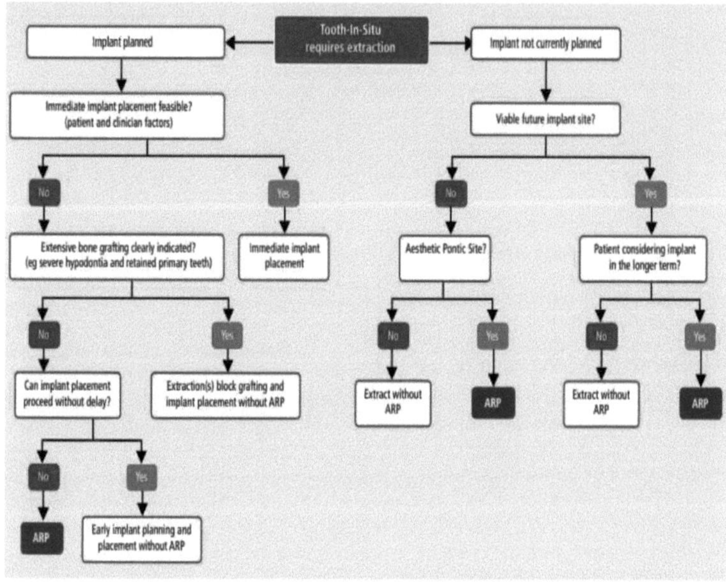

Myron Nevins, Gerardo Mendoza-Azpur, Nicola de Angelis, David M. Kim
International Journalof Periodontics and Restorative Dentistry 2018; 38(suppl):
s37-s42: doi 10.11607/prd.3770

O objetivo deste ensaio clínico de uma série de casos foi demonstrar a eficácia do adesivo tecidular de cianoacrilato colocado sobre uma membrana de barreira de colagénio exposta, em conjunto com um substituto de enxerto ósseo, para melhorar a regeneração dos tecidos duros e moles de uma ferida extraída.

Foi iniciada uma investigação de uma série de casos clínicos para abordar o potencial papel protetor do adesivo tecidular de cianoacrilato na proteção da membrana de colagénio intencionalmente exposta em procedimentos de preservação de alvéolos de extração.

Tem sido defendida a exposição intencional da membrana de barreira de colagénio para evitar incisões de libertação vertical ou alterações na junção mucogengival. Embora tenha havido várias investigações clínicas e histológicas que apoiam este conceito de cicatrização secundária de feridas sobre uma membrana de barreira de colagénio exposta, nem todas as membranas têm a capacidade de induzir a cicatrização de tecidos moles e duros.

Um adesivo de tecido de cianoacrilato (Periacryl 90, GluStitch) é conhecido por ser biocompatível e não tóxico para o encerramento de feridas até 2 semanas

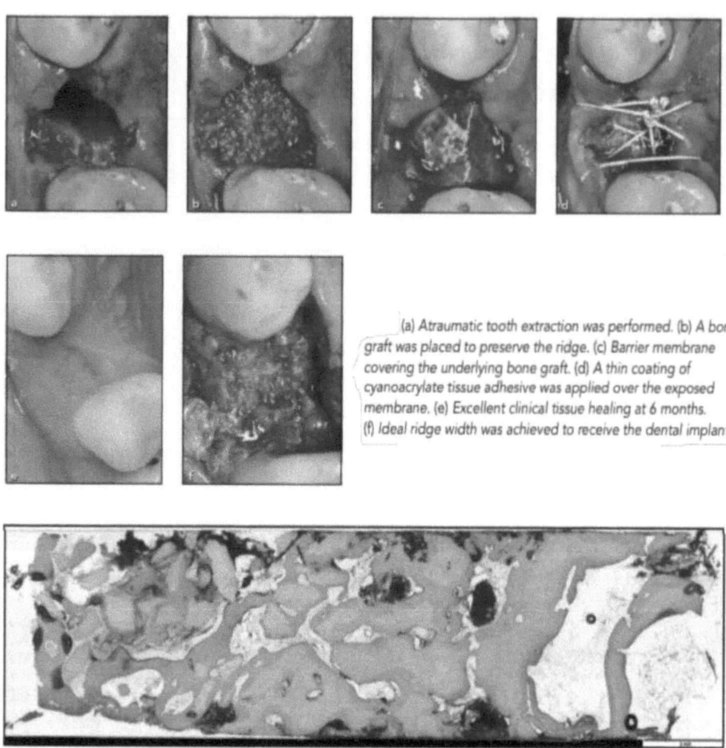

Exame microscópico ligeiro de um local de teste, revelando a presença de osso novo, partículas de enxerto remanescentes e uma matriz de tecido conjuntivo

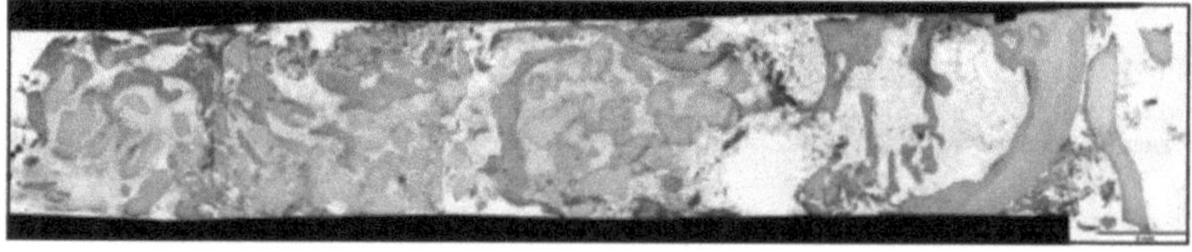

Exame microscópico ligeiro de um local de controlo, revelando a presença de osso novo, partículas de enxerto remanescentes e uma matriz de tecido conjuntivo

Rohit Madan, Ranjana Mohan, Vivek K. Bains, Vivek Gupta, G. P Singh Int J Periodontics Restorative Dent 2014;34:e36-e42. doi: 10.11607/prd. 1375

O objetivo deste estudo é avaliar a cicatrização do alvéolo de extração e as alterações dimensionais após a preservação do rebordo alveolar utilizando uma esponja de polilactida e poliglicolida (PLA-PGA).

Foram seleccionados 15 pacientes para preservação do alvéolo imediatamente após a extração dentária. Os alvéolos seleccionados tinham paredes alveolares intactas com um mínimo de 7 mm de altura de osso alveolar residual. Os locais de teste foram completamente desbridados e enxertados com esponja de PLA-PGA, enquanto os locais de controlo foram submetidos a cicatrização natural.

Após 6 meses de cicatrização, foram efectuadas medições finais por TC e foram obtidas amostras de biópsias com núcleo de trefina para análise histológica. Os implantes foram colocados imediatamente após a colheita da biopsia. Todos os locais cicatrizaram sem eventos adversos e permitiram a colocação de implantes. *Tal como sugerido por Serino et al, o processo de degradação da hidrólise e o mecanismo hidrolítico resultam na reabsorção dos ácidos de PLA-PGA. Além disso, a esponja de PLA-PGA formada por polímero de glicolido lático 50-50 tem a taxa de degradação mais rápida, com o polímero a degradar-se em aproximadamente 50-60 dias*

A diferença média na altura, largura e densidade do alvéolo após 6 meses foi estatisticamente mais elevada nos locais de teste em comparação com os locais de controlo. A medição clínica no local médio-bucal do alvéolo alveolar mostrou uma perda média de 2,45 + 0,67 mm no grupo de controlo, em comparação com um ganho médio de

1,28 ± 0,58 mm no grupo de teste. Indicando que a esponja PLA-PGA é adequada para a

preservação do rebordo alveolar.

Vanhoutte V, Rompen E, Lecloux G, Rues S, Schmitter M, Lambert F. Uma abordagem metodológica para avaliar os procedimentos de preservação do rebordo alveolar em humanos: perfil dos tecidos moles. **Clin. Oral Impl. Res. 00, 2013**, 1-6 doi: 10.1111/ clr.12144

A reabsorção óssea tem sido amplamente descrita na literatura como ocorrendo principalmente durante os primeiros 3 meses após a extração (Schropp et al. 2003) e envolvendo particularmente a parede óssea vestibular do alvéolo. A remodelação óssea na dimensão horizontal pode resultar na perda de até 50% da parede vestibular

O objetivo deste estudo foi descrever uma técnica precisa para avaliar as alterações do contorno dos tecidos moles após a realização de procedimentos de preservação do alvéolo cirúrgico. O objetivo secundário foi aplicar o método de medição recentemente desenvolvido a uma preservação de alvéolo específico utilizando um enxerto de tecido conjuntivo "selado" combinado com a inserção de biomateriais lentamente reabsorvíveis no alvéolo.

Um total de 14 pacientes que necessitavam de substituição dentária na região estética foram incluídos para receber um procedimento de preservação do alvéolo utilizando um enxerto de tecido conjuntivo. Foram tiradas impressões antes da extração do dente (linha de base) e 2, 4 e 12 semanas após o procedimento. Os moldes de gesso correspondentes foram digitalizados e a evolução do perfil dos tecidos moles em relação à situação inicial foi avaliada utilizando um software de imagiologia

A técnica de medição permitiu avaliar com precisão os perfis dos tecidos moles em diferentes níveis do processo alveolar. A inserção de um tecido conjuntivo selado pareceu compensar a remodelação óssea horizontal e vertical após um procedimento de preservação do alvéolo na maioria das regiões da crista alveolar. Após 12 semanas, a única alteração significativa foi localizada na região mais cervical e central do processo alveolar e atingiu uma queda mediana de 0,62 mm em relação à linha de base. *Dentro das limitações deste estudo, verificámos que um enxerto de tecido conjuntivo em sela combinado com um procedimento de preservação do alvéolo pode neutralizar quase completamente a remodelação óssea em termos do perfil externo dos tecidos moles*

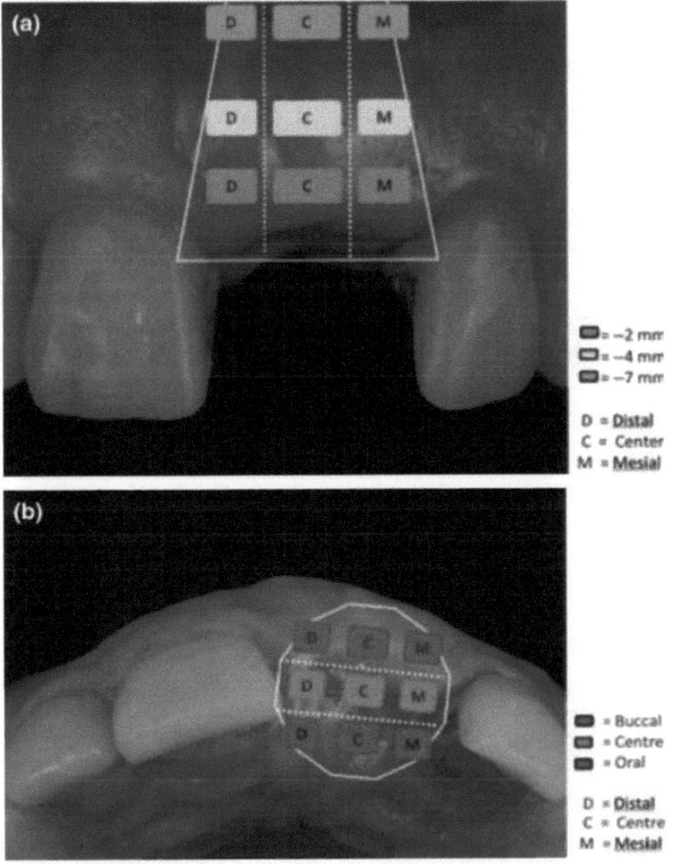

Alterações horizontais dos tecidos moles (mm) às 12 semanas

Horizontal section	Region		
	Mesial	Central	Distal
−2 mm	−0.67	−0.62*	−0.45
	(−1.61; 0.80)	(−1.71; 0.06)	(−1.82; 1.43)
−4 mm	−0.30	−0.42	−0.27
	(−1.81; 1.18)	(−1.39; 0.41)	(−1.50; 1.34)
−7 mm	0.12	−0.01	−0.77
	(−1.65; 1.67)	(−1.44; 1.12)	(−1.79; 1.00)

*Significant change (P = 0.0028) (Wilcoxon signed-rank test).

Barone A, Borgia V, Covani U, Ricci M, Piattelli A, Iezzi G. Procedimento com retalho versus sem retalho para a preservação do rebordo em alvéolos de extração alveolar: uma avaliação histológica num ensaio clínico aleatório. **Clinical Oral Implants Research 00, 2014**, 1-8 doi: 10.1111/clr.12358

O objetivo deste estudo foi avaliar e comparar as características histológicas e histomorfométricas de dois procedimentos diferentes realizados no enxerto de alvéolos de extração, nomeadamente a técnica com e sem retalho.

Os pacientes considerados elegíveis para o estudo foram aleatorizados para receberem extração dentária e preservação do rebordo com a membrana de osso e colagénio porcino, com um retalho mucoperiosteal de espessura total e encerramento primário dos tecidos moles (grupo de controlo), ou, com um procedimento sem retalho e um encerramento secundário dos tecidos moles (grupo de teste). Após 3 meses de cicatrização, o procedimento de reentrada cirúrgica foi realizado e os implantes foram inseridos nos locais de teste e de controlo.

O presente ensaio clínico aleatório foi realizado para avaliar as diferenças clínicas e histológicas entre a extração dentária com retalho e sem retalho e os procedimentos de preservação do rebordo. Enquanto os achados clínicos foram relatados numa publicação anterior (Barone et al. 2014) e mostraram que a *técnica sem retalho poderia preservar a dimensão horizontal dos tecidos duros e aumentar a gengiva queratinizada com mais sucesso do que a técnica com retalho*, este estudo analisou as diferenças histológicas do osso aumentado. *A taxa de reabsorção lenta de alguns biomateriais pode ser considerada uma vantagem clínica, na medida em que ajuda a estabilizar o contorno.*

Não foram observadas diferenças histológicas e histomorfométricas quando se comparou

a técnica com retalho e a técnica sem retalho para a extração de dentes e procedimentos

de enxerto de alvéolos

Apostolopoulos P, Darby I. Taxas retrospectivas de sucesso e sobrevivência de implantes dentários colocados após um procedimento de preservação do rebordo. **Clin. Oral Impl. Res. 00, 2016**, 1-8 doi: 10.1111/clr.12820

A preservação do rebordo é qualquer procedimento que tenha lugar no momento de, ou pouco depois de uma extração, para minimizar a reabsorção do rebordo e maximizar a formação óssea dentro do alvéolo. O objetivo deste projeto é investigar o resultado do tratamento com implantes após a preservação do rebordo e compará-lo com um grupo de controlo de implantes não enxertados.

Quarenta e dois pacientes com 51 implantes em locais preservados do rebordo foram examinados por um autor (PA) com os seguintes parâmetros avaliados em cada implante: profundidade de sondagem da bolsa, hemorragia à sondagem, presença/ausência de placa e perda óssea radiográfica. Os resultados clínicos e radiográficos foram comparados com um grupo de controlo de implantes não enxertados e analisados por anos em função.

Verificou-se uma taxa de sobrevivência de 100% dos implantes em locais preservados do rebordo. Na maioria dos casos, a preservação do rebordo foi realizada no maxilar anterior com um retalho levantado e a utilização de mineral ósseo bovino desproteinizado e materiais de membrana de colagénio. O tempo médio em função foi de 31 meses, com um intervalo de 2-102 meses. As diferenças nas médias de PPD, BOP, índice de placa e perda óssea radiográfica não foram estatisticamente significativas entre implantes em locais com crista preservada ou não. A taxa de sucesso global foi de cerca de 58% para implantes não enxertados e de cerca de 51% para implantes em locais com crista preservada. No entanto, esta diferença não foi estatisticamente significativa. Neste estudo retrospetivo, a colocação de implantes em locais com o rebordo preservado foi um procedimento previsível que conduziu a taxas de sobrevivência muito elevadas e a taxas

de sucesso semelhantes às da colocação de implantes em locais não enxertados.

Delgado-Ruiz R, Romanos GE, Alexandre GS, Gomez-Moreno G. Biological effects of compressive forces exerted on particulate bone grafts during socket preservation: animal study. **Clin. Oral Impl. Res. 00, 2016, 1-10** doi: 10.1111/clr.12942

Comparar diferentes forças de compressão exercidas sobre um material de enxerto particulado durante a preservação do alvéolo e os seus efeitos na regeneração óssea.

Foram utilizados seis cães machos. Os segundos, terceiros e quartos pré-molares e o primeiro molar foram extraídos bilateralmente nos maxilares inferiores. Foi utilizado um material de enxerto sintético bifásico particulado (60% HA e 40% b-tricálcio fosfato). Foram aplicadas aleatoriamente três forças de compressão padronizadas diferentes durante a preservação do alvéolo. A amostra foi dividida em quatro grupos experimentais: Teste A (10 g), Teste B (50 g), Teste C (200 g) e Controlo (alvéolos vazios). Foram colocadas membranas de colagénio e obteve-se o encerramento primário. Dois meses após a cirurgia, os animais foram sacrificados, e a análise histomorfométrica das amostras não descalcificadas foi realizada nos terços coronal, médio e apical.

Os alvéolos enxertados resultaram num maior contorno ósseo (3 +/- 0,43 mm2 ; P < 0,05). As partículas penetraram até ao terço apical no grupo C, mas não nos outros grupos de teste e controlos. O enxerto residual foi maior no grupo C, seguido do grupo B e do grupo A. As percentagens de tecido conjuntivo foram maiores no terço médio, sem diferenças entre os grupos. Dentro das limitações deste estudo experimental em animais, pode concluir-se que *os alvéolos enxertados comprimidos com uma força de 200 g terão contornos ósseos mais elevados; forças de compressão mais elevadas facilitam a penetração do material de enxerto particulado na área apical do alvéolo* e resultam numa maior formação óssea nos terços coronal, médio e apical.

Firas Al Yafi, Basem Alchawaf, Katja Nelson ; Qual é a melhor forma de preservar o rebordo alveolar? **Dent Clin N Am - (2019)**

https://doi.org/10.1016/j.cden.2019.02.007o

O rebordo alveolar é uma estrutura dente-dependente que se desenvolve em conjunto com a erupção dentária e sofre alterações morfológicas e de volume após a perda dentária.[1] Estudos iniciais e recentes demonstraram que a cicatrização natural não assistida do processo alveolar após a extração leva a uma perda substancial do volume do rebordo.

Uma grande quantidade de literatura sugere que os procedimentos ARP podem diminuir a perda óssea fisiológica, facilitando a colocação tardia de implantes. As técnicas de ARP podem limitar, mas não impedir, a reabsorção do rebordo. A qualidade do osso recém-formado também não é previsivelmente melhorada.

Os autores desenvolveram um algoritmo para orientar os clínicos numa abordagem baseada em evidências para a ARP. Devem ser considerados tanto os factores relativos aos tecidos duros como aos tecidos moles. O exame dos tecidos duros deve incluir a altura do osso interproximal, a espessura e a integridade da tábua óssea vestibular e as paredes remanescentes do alvéolo de extração. O contorno dos tecidos moles e a sua relação com o osso subjacente, o fenótipo gengival e a estética também devem ser considerados.

Utilizando a árvore de decisão de classificação, um dentista é capaz de classificar o alvéolo de extração dependendo do exame clínico, da sondagem óssea e das radiografias periapicais ou bitewing. Com base na classificação do alvéolo de extração, pode ser determinada a modalidade de tratamento adequada para cada local.

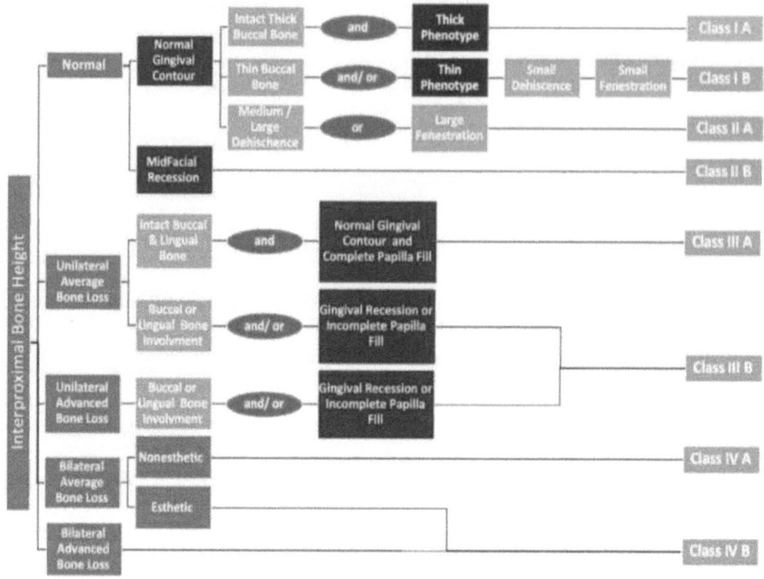

Interproximal Bone Height
Normal
Normal Gingival Contour
Intact Thick Buccal Bone
and
Thick Phenotype
Class I A
Thin Buccal Bone
and/ or
Thin Phenotype
Small Dehiscence
Small Fenestration
Class I B
Medium / Large Dehischence
or
Large Fenestration
Class II A
MidFacial Recession
Class II B
Unilateral Average Bone Loss
Intact Buccal & Lingual Bone
and
Normal Gingival Contour and Complete Papilla Fill
Class III A
Buccal or Lingual Bone Involvement
and/ or
Gingival Recession or Incomplete Papilla Fill
Unilateral Advanced Bone Loss
Buccal or Lingual Bone Involvment
and/ or
Gingival Recession or Incomplete Papilla Fill
Class III B
Bilateral Average Bone Loss
Nonesthetic
Class IV A
Esthetic
Bilateral Advanced Bone Loss
Class IV B
KEY:
Interproximal Bone
Buccal Bone Thickness and Integrity
Phenotype
Gingival Contour or Papilla Fill
Esthetic/ Nonesthetic
Class

	Treatment Option 1	Treatment Option 2	Treatment Option 3	Comments
Class I A	Immediate implant (Fig. 5)	Two-stage approach 1 ARP: bone graft + collagen plug or tissue punch (Fig. 6) 2 Implant placement after proper healing time	Two-stage approach 1 ARP: high-density polytetrafluoroethylene without bone graft 2 Implant placement after proper healing time (Fig. 7)	Flapless approach is recommended.
Class I B	Immediate implant Hard tissue and/or soft tissue graft is recommended	Two-stage approach 1 ARP: bone graft + membrane (resorbable/nonresorbable) 2 Implant placement after proper healing time	Delayed implant placement with simultaneous GBR if needed	The bony defect has to be completely included by the membrane. Flapless approach is recommended.
Class II A	Delayed implant placement with simultaneous GBR.	Two-stage approach 1 ARP: bone graft + membrane (resorbable/nonresorbable) 2 Implant placement with simultaneous GBR and soft tissue grafting as needed.	Immediate implant Hard tissue and/or soft tissue graft as needed	Immediate implant has less predictable esthetic outcomes. A flap might be needed to deal with the defect.
Class II B	Delayed implant placement with simultaneous GBR and soft tissue grafting	Two-stage approach 1 ARP: bone graft + membrane (resorbable/nonresorbable) 2 Implant placement with simultaneous GBR and soft tissue grafting as needed	Three-stage approach 1 ARP: bone graft + membrane (resorbable/nonresorbable) 2 Implant site development 3 Implant placement after the proper healing time	Immediate implant is not recommended. It is the clinician choice to do soft tissue grafting at the second phase or third phase of the 3-stage approach.
Class III A	Immediate implant Hard tissue and/or soft tissue graft as needed	Two-stage approach 1 ARP: bone graft + membrane (resorbable/nonresorbable) 2 Implant placement after the proper healing time		Enamel matrix derivative can be considered. The first treatment option is favorable in thick phenotype white; the second option is favorable in thin phenotype.

	Treatment Option 1	Treatment Option 2	Treatment Option 3	Comments
Class III B	Two-stage approach 1 ARP: bone graft + membrane (resorbable/nonresorbable) 2 Implant placement with simultaneous GBR and soft tissue grafting as needed	Three-stage approach 1 ARP: bone graft + membrane (resorbable/nonresorbable) 2 Implant site development 3 Implant placement after the proper healing time.		Enamel matrix derivative is recommended. Immediate implant is not recommended. It is the clinician choice to do soft tissue grafting at the second phase or third phase of the 3-stage approach.
Class IV A	Two-stage approach 1 ARP: bone graft + membrane (resorbable/nonresorbable). 2 Implant placement with simultaneous GBR and soft tissue grafting as needed.	Delayed implant placement with simultaneous GBR and soft tissue graft as needed	Immediate implant hard tissue and/or soft tissue graft as needed	Immediate implant placement is not favorable and should be a case-by-case decision.
Class IV B	Three-stage approach 1 ARP: bone graft + membrane (resorbable/nonresorbable) 2 Implant site development 3 Implant placement after the proper healing time			Immediate implant is not recommended. It is the clinician choice to do soft tissue grafting at the second phase or third phase of the 3-stage approach. The use of bone enhancing products might be considered.

Hsun-Liang Chan, Guo-Hao Lin, Jia-Hui Fu, Hom-Lay Wang :Alterações na
qualidade óssea após a preservação do alvéolo cirúrgico com materiais de enxerto: Uma
revisão sistemática

INT J ORAL MAXILLOFAC IMPLANTS 2013;28:710-720. Doi:
10.11607/jomi,2913

Embora a capacidade dos vários materiais de enxerto para preservar a morfologia do
alvéolo de extração tenha sido adequadamente analisada, a qualidade do osso enxertado
no alvéolo não é tão bem compreendida. Esta revisão sistemática teve como objetivo
comparar a proporção de osso vital e tecido conjuntivo entre alvéolos enxertados e
alvéolos cicatrizados naturalmente.

Foi efectuada uma pesquisa eletrónica de cinco bases de dados (de 1965 a novembro de
2011) e uma pesquisa manual de revistas com revisão por pares para artigos relevantes.
Foram incluídos ensaios clínicos em humanos que compararam componentes
histológicos de tecidos moles e duros em alvéolos aumentados e locais naturalmente
cicatrizados, com pelo menos cinco amostras por grupo.

As percentagens médias de osso vital e tecido conjuntivo em alvéolos de cicatrização
natural foram 38,5% +/- 13,4% e 58,3% +/- 10,6%, respetivamente. Evidências
limitadas (um a dois artigos para cada material) implicaram que a fração de osso vital
não foi diferente com aloenxertos desmineralizados e autoenxertos e aumentou de 6,2%
a 23,5% com aloplastos em comparação com locais não enxertados. Quatro estudos que
investigaram o efeito dos xenoenxertos estavam disponíveis, com resultados equívocos.

A diferença na percentagem média de osso vital variou entre -22,2% (diminuição) e

9,8% (aumento), O conteúdo de tecido conjuntivo diminuiu com a utilização dos

substitutos ósseos acima mencionados. Permaneceram partículas residuais consideráveis

de hidroxiapatite e xenoenxerto (15% a 36%) numa média de 5,6 meses após os

procedimentos de aumento do alvéolo.

Cobi J. Landsberg;Implementando a cirurgia de selamento de alvéolos como uma técnica de preservação de alvéolos para o desenvolvimento do local do pôntico: Revisita os passos cirúrgicos; **J Periodontol 2008**;79:945-954

Foram desenvolvidos diversos procedimentos regenerativos de tecidos moles e duros para corrigir defeitos do rebordo com o objetivo de estabelecer locais de restauração de pônticos ou implantes funcionais e esteticamente agradáveis. No entanto, estes procedimentos tecnicamente exigentes podem ser considerados como não previsíveis nas mãos da maioria dos clínicos. Para reduzir a necessidade de restaurar defeitos de crista difíceis, existe uma alternativa na forma de um procedimento simples e minimamente invasivo de preservação do alvéolo imediatamente após a extração dentária, conhecido como *cirurgia de selamento do alvéolo*. Este artigo descreve os passos cirúrgicos atualmente aperfeiçoados a serem implementados com o objetivo de obter um local de pôntico funcional e esteticamente aceitável.

Imediatamente após a extração do dente, as paredes ósseas do alvéolo são desbridadas e decorticadas, e as paredes do tecido mole são desepitelizadas com uma broca de diamante redonda e grossa. O alvéolo é preenchido com partículas de um material substituto ósseo de reabsorção lenta, com exceção de 2 a 3 mm coronalmente. Um enxerto de tecido mole de forma cilíndrica que corresponde aos contornos do orifício do alvéolo é colhido da mucosa palatina e colocado sobre o enxerto ósseo. O enxerto de tecido mole é normalmente estabilizado com seis a oito suturas simples interrompidas de poliamida monofilamento 6-0 ou polipropileno 7-0 ou, quando o caso o permite, por uma restauração pôntica de base larga que é colocada a uma distância mínima do enxerto.

A cirurgia de selamento do alvéolo é um procedimento eficaz para a preservação do rebordo e é eficaz em fornecer as condições necessárias para o desenvolvimento de locais

pônticos funcionais e estéticos.

Antonio Barone, Paolo Toti, Adriano Piattelli, Giovanna Iezzi, Giacomo Derchi, Ugo Covani,: Cicatrização de alvéolos de extração em humanos após técnicas de preservação do rebordo: Uma comparação entre o procedimento sem retalho e com retalho num ensaio clínico aleatório; Journal of Periodontology;2013: DOI: 10.1902/jop.2013.120711

A preservação do volume dos tecidos duros e moles, parcialmente perdidos após a remoção do dente, pode potencialmente reduzir a necessidade de procedimentos de aumento mais exigentes utilizados na reabilitação suportada por implantes. O objetivo deste estudo de investigação foi investigar o efeito do preenchimento com material xenogénico nas cavidades pós-extractivas de dois procedimentos cirúrgicos (sem retalho vs. com retalho).

Neste estudo clínico prospetivo e aleatório, foram realizados dois tipos de preservação de alvéolos em dois grupos de pacientes: o controlo, tratado através de um retalho mucoperiosteal de espessura total; e o teste, através de um procedimento sem retalho. Sessenta e quatro pacientes foram tratados: 32 para cada um dos dois procedimentos de preservação de alvéolos. Foram registadas diferenças estatisticamente significativas para as variáveis de saída: alterações na largura da gengiva queratinizada, alterações na largura buco-lingual e alterações ósseas verticais na face vestibular.

Um retalho mucoperiosteal de espessura total deu resultados significativamente mais negativos do que o procedimento sem retalho menos exigente, com um aumento da reabsorção da largura do local pós-extração. Além disso, *o valor aumentado da largura gengival queratinizada atestou o resultado positivo de um procedimento sem retalho* em termos de preservação e melhoria dos tecidos moles. Em contraste, a *técnica com*

retalho pareceu mostrar uma menor reabsorção óssea vertical no aspeto vestibular do
que a técnica sem retalho.

Fickl, S; Schneider, D; Zuhr, O; Hinze, M; Ender, A; Jung, R E; Hürzeler, M B (2009). Alterações dimensionais do contorno do rebordo após preservação do alvéolo e reconstrução vestibular: um estudo em animais. **Jornal de Periodontologia Clínica**, 36(5):442-448

O objetivo do estudo foi avaliar volumetricamente as alterações do contorno do rebordo após a preservação do alvéolo e a reconstrução vestibular.

Em cinco cães beagle, quatro locais de extração foram submetidos a um dos seguintes tratamentos: Tx 1: O alvéolo foi preenchido com BioOss Collagen® e coberto com um autoenxerto gengival livre do palato (SP). Tx 2: A tábua óssea vestibular foi forçada na direção vestibular utilizando um expansor ósseo manual e foi realizado SP. Tx 3: A tábua óssea vestibular foi forçada na direção vestibular utilizando um expansor ósseo manual; foi realizada a SP. Tx 4: O alvéolo foi preenchido com BioOss Collagen e foi utilizado um enxerto combinado de gengiva livre/tecido conjuntivo para cobrir o alvéolo e para aumentar o tecido bucal. Foram obtidas impressões na linha de base, 2 semanas e 4 meses após a cirurgia. Os moldes foram digitalizados opticamente e sobrepostos num sistema de coordenadas comum. Utilizando a análise de imagem digital, foram calculadas as diferenças volumétricas por área entre os diferentes momentos de tratamento e entre os grupos de tratamento.

Quatro meses após a extração dentária, não foi possível avaliar diferenças estatisticamente significativas em relação ao volume vestibular por área entre os grupos de tratamento. A reconstrução excessiva da face vestibular em combinação com a preservação do alvéolo não é uma técnica adequada para compensar as alterações após a

extração dentária.

Schwarz F, John G, Becker; Influência dos procedimentos de preservação do rebordo na cicatrização de alvéolos de extração sob terapia anti-reabsortiva: Um estudo experimental em coelhos. **Clin Implant Dent Relat Res. 2020 Aug**;22(4):477-485. doi: 10.1111/cid,12916.

Avaliar a influência dos procedimentos de preservação do rebordo na cicatrização de alvéolos de extração sob terapia anti-reabsortiva.

Um total de 10 coelhos da raça Belted holandesa foram aleatoriamente distribuídos pela administração intravenosa de amino-bisfosfonato (ácido zoledrónico) (Za) (n = 5) ou por um grupo de controlo negativo (sem Za [nZa]) (n = 5). Aos 6 meses, os molares inferiores e superiores foram extraídos e os quatro locais experimentais foram distribuídos aleatoriamente pelos seguintes subgrupos: (a) enxerto de alvéolo utilizando um mineral ósseo natural revestido a colagénio (BOC) + encerramento primário da ferida, (b) coronectomia (CO), ou (c) cicatrização espontânea + encerramento primário da ferida (SP). A medicação com Za foi mantida por mais 4 meses. As análises histomorfométricas consideraram, por exemplo, o fecho do tecido duro da crista do local de extração (C) e a formação de tecido mineralizado (MT)

A Za-SP foi associada a uma mediana de C incompleta (31,76% vs 100% na nZa-SP) e a sinais de arrosão óssea ao longo dos limites do alvéolo. O BOC não teve efeitos importantes no aumento dos valores de C e MT no grupo Za. O CO resultou geralmente num encapsulamento e reabsorção de substituição parcial das raízes residuais por MT sem quaisquer sinais histológicos de osteonecrose.

A Za-SP foi normalmente associada a uma cicatrização comprometida do alvéolo e a sinais de osteonecrose, o BOC não teve qualquer efeito importante na cicatrização do alvéolo no grupo Za, e o CO em dentes não infectados pode ser uma medida viável para a prevenção de uma osteonecrose do maxilar relacionada com a Za-.

Manjunath Mundoor Dayakar, Abdul Waheed, e Prakash Pai Gurpur; A técnica socket-shield e a colocação imediata de implantes; **J Indian Soc Periodontol. 2018 Sep-Out**; 22(5): 451-455.doi: 10.4103/jisp.iisp 240 18

Hürzeler *et al.* introduziram a técnica do "socket-shield", mantendo um fragmento vestibular do dente para evitar a reabsorção da cortical óssea vestibular.

A técnica Socket-shield foi concebida para a colocação de implantes para proteger o osso vestibular e para obter uma forma estética adequada. Foram mantidos dois milímetros de fragmento vestibular do dente e o implante foi colocado em contacto com o fragmento do dente. O seguimento de três meses mostra uma cicatrização adequada, e o tecido peri-implantar saudável mostra que a técnica socketshield com colocação imediata de implantes será uma boa alternativa para preservar a placa cortical vestibular e a colocação de implantes, especialmente na área estética.

Os estudos histológicos de Hürzeler mostraram a cementogénese entre a superfície do implante e a superfície da raiz retida e um implante osseointegrado clinicamente bem sucedido. É de salientar que a preservação completa do alvéolo não foi observada em muitos relatos de casos, enquanto Sirompas *et al.* mostraram uma perda óssea crestal média de 0,18 mm e Chen *et al.* mostraram uma perda óssea vestibular média de 0,83 mm. Krumph e Barnet mostraram uma elevada taxa de sucesso da colocação imediata de implantes e tem muitas vantagens em relação à carga retardada, reduzindo o tempo para uma prótese final; a cirurgia de segunda fase e o alvéolo de extração proporcionam a angulação adequada para a direção do implante e reduzem a possibilidade de um pilar angulado.

Wei Y, Xu T, Hu W, Zhao L, Wang C, Chung KH. Preservação do alvéolo após extração de molares com periodontite grave. **Int J Periodontics Restorative Dent. 2021 Mar-Abr**;41(2):269-275. doi: 10.11607/prd.4444. PMID: 33819334.

Foi avaliada a eficácia do procedimento de preservação do alvéolo cirúrgico utilizando mineral ósseo bovino desproteinizado, membrana de colagénio bioabsorvível e esponja de colagénio em locais de extração de molares com periodontite grave.

Aos 6 meses de pós-operatório, antes da colocação do implante. Os resultados revelaram uma excelente cicatrização dos tecidos moles sem perda de tecido queratinizado e sem diferenças estatisticamente significativas nas alterações ósseas marginais do alvéolo em 20 alvéolos de extração de molares.

A colocação de implantes revela níveis elevados de estabilidade do implante primário. A preservação do alvéolo utilizando uma técnica cirúrgica minimamente invasiva proporciona uma boa cicatrização dos tecidos moles e duros, bem como uma estabilidade antecipada da colocação de implantes em locais de molares extraídos com periodontite grave.

Luigi, C., et al., Técnica de preservação do alvéolo alveolar: Efeito do biomaterial no padrão de regeneração óssea. **Ann. Anatomia (2015)** doi.org/10.1016/j.aanat.2015.05.007

Existe uma falta de evidência na literatura sobre a correlação entre os achados histomorfométricos e os marcadores de expressão de genes/proteínas do metabolismo ósseo. Avaliação das características histológicas, alterações na expressão proteica e ativação de genes para marcadores específicos do metabolismo ósseo após a aplicação da técnica de preservação do rebordo alveolar com hidroxiapatite enriquecida com magnésio (MgHA).

Para cada paciente (n = 15), foram colhidas amostras de osso após a extração dos dentes e processadas para análise imunohistoquímica e de expressão genética (T0). De seguida, todos os alvéolos foram enxertados com MgHA. Após 4 meses (T1), foram colhidas amostras de osso para análise histomorfométrica, imunohistoquímica e de expressão génica. A expressão de genes e proteínas foi avaliada para: RANK, RANKL, OPG, IL-6, TNF-alfa:

Para todos os marcadores, a expressão genética aumentou, mas não significativamente, de T0 para T1. O rácio médio RANKL/OPG foi de 1,88 ± 1,24. A expressão proteica aumentou significativamente (p < 0,05) para TNF-alfa, IL-6, RANK e RANKL. As características histomorfométricas em T1 não estavam significativamente relacionadas com a expressão proteica em T0

Após a preservação da crista com MgHA, os marcadores de catabolismo ósseo foram activados. Não foi encontrada uma correlação significativa entre as características histomorfométricas do tecido regenerado e a expressão proteica na linha de base

Chengqi Lyu, Zhengwei Shao, Derong Zou , and Jiayu Lu; Ridge Alterations following Socket Preservation Using a Collagen Membrane in Dogs; **BioMed Research International Volume 2020**, Article ID 1487681, 9 páginas https://doi.org/10.1155/2020/1487681

O processo de cicatrização após a extração dentária resulta na reabsorção do rebordo alveolar. As alterações dimensionais podem complicar o procedimento de implante subsequente. A preservação do alvéolo utilizando membranas de colagénio absorvíveis ou uma combinação de membranas com partículas de cimento de fosfato de cálcio (CPC) pode assegurar que o rebordo alveolar mantém uma morfologia adequada para a colocação de implantes. Avaliar a qualidade e quantidade de novo osso regenerado após a aplicação de membranas de colagénio isoladas cobrindo os alvéolos ou uma combinação de membranas com partículas de CPC adicionadas aos alvéolos em cães.

Seis cães foram incluídos neste estudo. Os pré-molares inferiores foram extraídos. Para cada hemimandíbula, três locais de extração de pré-molares foram aleatoriamente atribuídos a um dos seguintes tratamentos: uma membrana de colagénio de cobertura, CPC com uma membrana de colagénio de cobertura, e um alvéolo deixado vazio. Foram efectuadas medições por tomografia computorizada de feixe cónico (CBCT) e avaliações histológicas para investigar a capacidade de cicatrização e os processos de reparação durante um período de observação de 6 meses

A altura do osso bucal no grupo da membrana foi significativamente mais elevada do que nos grupos da membrana+CPC e do branco, 4 e 6 meses após a extração. A análise histológica após 6 meses de cicatrização mostrou quantidades significativamente mais elevadas de osso recém-formado no grupo da membrana do que nos outros grupos.

Os locais de extração tratados com membranas de barreira de colagénio mostraram uma melhor proteção do que os locais não cobertos com membranas. E a parede óssea vestibular do alvéolo foi bem preservada pela membrana de colagénio sem materiais CPC adicionais. A preservação do alvéolo cirúrgico utilizando apenas membranas absorvíveis produziu uma melhor qualidade e quantidade de osso regenerado no interior do alvéolo cirúrgico.

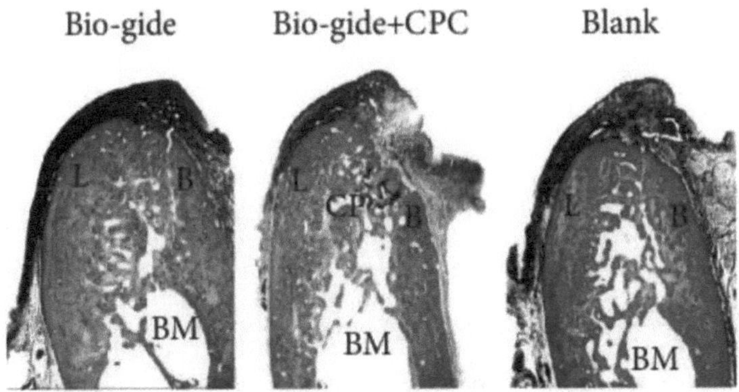

Observação histológica de secções vestibulo-linguais do alvéolo de extração 6 meses após a extração

B: Parede óssea bucal; L: Parede óssea lingual; BM: Medula óssea; CP: Partícula de CPC

Georgios Kotsakis, Vanessa Chrepa, Nicolas Marcou; Preservação do rebordo alveolar sem retalho utilizando a técnica "Socket-Plug": Técnica clínica e revisão da literatura; **Journal of Oral Implantology**; doi: 10.1563/aaid-joi-d-12-00028

Os benefícios de um procedimento sem retalho incluem a manutenção da gengiva vestibular queratinizada, a prevenção de alterações nos contornos gengivais e a migração da junção mucogengival, que são frequentemente observadas após a elevação de um retalho. O objetivo deste artigo é fazer uma revisão da literatura sobre as técnicas de preservação de rebordo sem retalho com o auxílio de plugs de colágeno para oclusão do alvéolo. O termo técnica "socket-plug" é introduzido para descrever estas técnicas. Os passos básicos da técnica "socketplug" consistem na extração atraumática do dente, na colocação dos biomateriais adequados no local da extração, na preservação da arquitetura dos tecidos moles através de uma técnica sem retalho, e na colocação e estabilização do tampão de colagénio.

A técnica "socket-plug" consiste em 4 passos distintos. (1) Extracções atraumáticas (2) Colocação do biomaterial adequado (3) Desenho sem retalho (4) Sutura: O tampão de colagénio tem uma dupla finalidade. É colocado para evitar a lavagem do enxerto ósseo e para induzir a formação de coágulos sanguíneos e a estabilização do coágulo através da estimulação da agregação plaquetária. Para que o tampão de colagénio fique estabilizado sobre o alvéolo, a sutura é feita sem tensão, de modo a fixar o tampão sem distorcer a arquitetura gengival. De preferência, executa uma única sutura horizontal em colchão

A técnica "socket-plug" pode ajudar o clínico a obter o melhor resultado possível com o mínimo de desconforto para o paciente. Os resultados desta técnica dependem não só do manuseamento delicado da área, mas também da taxa de reabsorção do material de enxerto e da sua substituição atempada por osso maduro capaz de suportar a carga funcional.

Faria-Almeida R, Astramskaite-Januseviciene I, Puisys A, Correia F; Preservação do alvéolo de extração com ou sem membranas, influência dos tecidos moles na preservação do rebordo alveolar pós-extração: uma revisão sistemática; **J Oral Maxillofac Res** **2019**;10(3):e5

O objetivo desta revisão sistemática foi avaliar quantitativa e qualitativamente a influência de dois factores diferentes: membranas e influência do enxerto de tecido mole na preservação do alvéolo de extração.

Foi realizada uma pesquisa eletrónica abrangente em seis bases de dados até 30 de novembro de 2018, a fim de identificar todos os ensaios clínicos e ensaios clínicos aleatórios realizados em seres humanos publicados sem restrição de dados. Os critérios de inclusão foram a preservação do alvéolo de extração com e sem membranas ou um enxerto de tecido mole num alvéolo intacto com pelo menos seis meses de seguimento, ter mais de 12 pacientes ou tratar mais de 12 locais por grupo e avaliar pelo menos uma das medidas de resultados primários

Não foi possível observar em nenhum ensaio clínico que comparasse o uso de enxerto de tecido mole. *Os poucos estudos que comparam o uso das técnicas de preservação alveolar com e sem membrana, demonstraram que a aplicação da membrana permite alcançar resultados superiores de preservação.*

Gregor-Georg Zafiropoulos, Zeljka Peri'c Ka "carevi'c, Syed Saad B. Qasim 1 e Branko Trajkovski; Preservação de soquetes de cicatrização aberta com uma nova membrana de politetrafluoroetileno denso (dPTFE): Um estudo clínico retrospetivo; Medicina 2020, 56, 216; doi:10.3390/medicma56050216

As membranas não reabsorvíveis de politetrafluoroetileno denso (dPTFE) são amplamente utilizadas para procedimentos de regeneração, isoladamente ou em combinação com materiais particulados. O objetivo deste trabalho foi examinar a eficácia de uma membrana de dPTFE recentemente desenvolvida no tratamento da cicatrização de alvéolos de extração.

As cavidades dos pré-molares extraídos de 44 pacientes (20 homens e 24 mulheres) foram preservadas. Um grupo recebeu reabilitação protética com uma prótese parcial fixa (FPD) (grupo PROS, N = 19) e um segundo grupo recebeu colocação imediata de implantes (grupo IMPL, N = 25). As cavidades do grupo PROS foram aumentadas com um xenoenxerto derivado de bovino e cobertas com uma membrana de dPTFE recentemente desenvolvida antes da reabilitação com FPD.

No grupo IMPL, a preservação do alvéolo foi combinada com a colocação imediata de implantes. Antes (T0) e 6 meses após a cirurgia (T1), foram medidas as dimensões horizontal e vertical. Não foram observadas diferenças significativas na perda óssea alveolar de T0 para T1 entre os grupos PROS e IMPL na dimensão horizontal para qualquer tipo de dente. *Houve uma diferença significativa na perda óssea alveolar de T0 a T1 entre os dois grupos apenas para os pré-molares superiores de raiz única na dimensão vertical.* A utilização da nova membrana de dPTFE examinada levou consistentemente à preservação de tecido duro nos locais de extração.

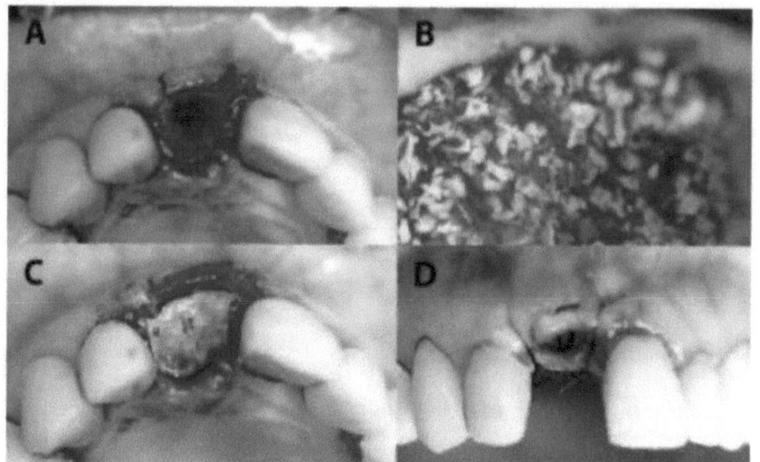

(A) O alvéolo de extração. (B) O alvéolo preenchido com xenoenxerto. (C) Cobertura do alvéolo com a membrana Permamem®. (D) Sutura do retalho, deixando a membrana parcialmente exposta. Figura 1. Um caso do grupo PROS em que foi tratado o sítio dentário nº 11.

Kresnoadi U, Raharjo T, Rostiny R. Efeitos do extrato de casca de mangostão combinado com xenoenxerto de osso bovino liofilizado desmineralizado na osteocalcina, colagénio 1 e osteoblastos como regeneração óssea alveolar na preservação de alvéolos. **J Indian Prosthodont Soc 2018**;18:117-21

A reabsorção óssea pós-extração pode levar a problemas significativos para a medicina dentária restauradora. Portanto, a cavidade do dente extraído precisa ser preservada para reduzir a reabsorção óssea do rebordo alveolar. Esta investigação teve como objetivo analisar a expressão e os níveis de osteocalcina, colagénio 1 e osteoblastos em alvéolos dentários extraídos preenchidos com uma combinação de extrato de casca de mangostão e xenoenxerto ósseo bovino liofilizado desmineralizado (DFDBBX).

Cinquenta e seis Cavia cobaya, cujos incisivos inferiores esquerdos tinham sido extraídos, foram divididos em oito grupos de acordo com a substância utilizada para preencher os alvéolos nos dias 7 e 30: polietilenoglicol, DFDBBX, extrato de casca de mangostão ou uma combinação de extrato de casca de mangostão e DFDBBX. Os ratos C. cobaya foram posteriormente examinados por métodos imuno-histoquímicos para medir a expressão da osteocalcina e do colagénio 1, enquanto o exame histológico foi realizado para calcular o número de osteoblastos

Nos dias 7 e 30, o grupo tratado com uma combinação de DFDBBX e extrato de casca de mangostão apresentou a expressão e os níveis mais elevados de osteocalcina, colagénio 1 e osteoblastos.

A administração de extrato de casca de mangostão combinado com DFDBBX como meio de preservação do alvéolo de extração dentária pode aumentar a expressão de

osteocalcina e colagénio 1. Consequentemente, os osteoblastos, como meio de regeneração do osso alveolar, aumentarão em número.

Moghaddas H, Amjadi MR, Naghsh N. Avaliação clínica e biométrica da preservação de alvéolos utilizando aloenxerto ósseo desmineralizado liofilizado com e sem o tecido conjuntivo palatino como membrana biológica. **Dent Res J (Isfahan).** 2012 Nov;9(6):758-63. PMID: 23559955; PMCID: PMC3612227.

A preservação do rebordo alveolar após a extração dentária tem a capacidade de manter as dimensões do rebordo e permitir a colocação do implante numa posição ideal, cumprindo os resultados funcionais e estéticos. O objetivo deste estudo foi avaliar a eficácia do tecido conjuntivo palatino como membrana biológica para a preservação do alvéolo com aloenxerto ósseo desmineralizado liofilizado (DFDBA).

Doze áreas de extração foram tratadas com DFDBA com (grupo de casos) e sem (grupo de controlo), utilizando uma membrana de tecido conjuntivo palatino autógeno antes da colocação dos implantes. A largura e a altura alveolares, a quantidade de tecido queratinizado e o nível gengival foram medidos em pontos pré-determinados utilizando um stent cirúrgico em dois momentos: no momento da cirurgia de preservação do alvéolo e 4 meses depois, durante a implantação

Em ambos os grupos foi encontrada uma diminuição em todas as dimensões do alvéolo. A análise estatística mostrou que a diminuição da largura do alvéolo, do tecido queratinizado e do nível gengival no grupo de estudo foi significativamente inferior à do grupo de controlo. Os resultados não mostraram diferenças significativas nas alterações da altura do alvéolo quando comparados com os grupos de caso e de controlo

De acordo com os limites deste estudo, *a membrana de tecido conjuntivo pode preservar a largura do alvéolo, a quantidade de tecido queratinizado e o nível gengival de forma mais eficaz do que o DFDBA isolado.*

DISCUSSÃO

"É importante identificar o plano de tratamento provável e possível a curto, médio e longo prazo antes de planear eficazmente a tomada de extração"

A preservação do alvéolo alveolar tem sido utilizada para descrever "uma técnica em que os alvéolos de extração completamente contidos são preenchidos com um material substituto ósseo e/ou selados com membranas, enquanto que na preservação do rebordo alveolar, os alvéolos de extração danificados também são incluídos". Por outro lado, alguns artigos de revisão consideram os termos intercambiáveis e utilizam principalmente a preservação do rebordo alveolar, que foi descrita como "qualquer procedimento desenvolvido para eliminar ou limitar o efeito negativo da reabsorção pós-extração, manter o contorno dos tecidos moles e duros do rebordo, promover a formação óssea no alvéolo e facilitar a colocação do implante numa posição protética".

A preservação do alvéolo após a extração dentária pode manter as dimensões do rebordo alveolar

A ideia é realizar uma série de procedimentos simples na altura da extração que resultarão numa melhor localização para implantes dentários, pônticos ou próteses, especialmente para a terapia de implantes, onde isto pode permitir uma terapia de implantes estética sem a necessidade de enxertos extensos mais tarde.

A extração de dentes resulta na reabsorção do processo alveolar, tanto na direção vertical como na horizontal. Há diferentes taxas de reabsorção ao redor da boca. A maior perda de altura e largura ocorre na região vestibular, o que complica a terapia com implantes para os pacientes, comprometendo os resultados estéticos.

O objetivo final é preservar o máximo possível do rebordo alveolar e evitar a reabsorção da placa vestibular, em particular.

O planeamento do tratamento para a preservação do alvéolo cirúrgico inclui dois parâmetros principais 1) Placa bucal 2) Biotipo gengival 3) Outros incluem: Risco estético, linha do sorriso, estado de restauração dos dentes vizinhos, hábito de fumar, estado periodontal, idade do paciente. É sobretudo o risco estético do caso que vai orientar o tratamento.

O processo começa com a extração atraumática do dente, tentando-se preservar o osso e os tecidos moles circundantes, com ênfase no cuidado de não fraturar a delicada placa bucal.

Há uma série de técnicas e instrumentos que ajudam neste processo. Em geral, nunca se quer elevar de forma a que a força seja direccionada para a placa vestibular. Quando o dente é extraído, remove-se todo o tecido de granulação do alvéolo. É importante que se estabeleça uma boa hemorragia no alvéolo.

<u>Técnica de extração atraumática,</u>

Preservação do osso alveolar, especialmente do osso bucal frágil

1) <u>Pericisão -</u> lâmina de tamanho 12 ou 15 é utilizada para separar o aparelho de fixação periodontal supracrestal. A incisão pode estender-se até à PDL.

2) Utilização de <u>periótomos</u> principalmente a nível mesial e distal, evitando danos ou fracturas na placa bucal

Utilização de <u>ultra-sons</u> para a luxação inicial do dente dentro do alvéolo

3) Se necessário, procede-se à <u>elevação e à entrega do fórceps -</u> separação da raiz. Utiliza-se uma pinça de extração adequada para retirar todas as raízes do alvéolo.

4) A etapa frequentemente negligenciada é a <u>desgranulação do alvéolo,</u> que inclui a remoção de todos os restos de tecido mole utilizando limas para ossos, escavadoras de colher, tendo em consideração as estruturas vizinhas, como o pavimento do seio maxilar na maxila e o canal do nervo alveolar inferior na mandíbula.

5) Seguida de uma <u>inspeção do alvéolo</u> para detetar deiscência óssea, fenestração óssea, restos de tecido e espessura da parede bucal

Cicatrização pós-extração

O processo alveolar é reabsorvido após a extração dentária, o que tem um impacto significativo na reabilitação oral com implantes dentários e outros tipos de próteses. Após a extração do dente, forma-se o coágulo sanguíneo e as células de defesa, como os polimorfonucleócitos, migram para o alvéolo para ajudar a combater a infeção. O osso do feixe reveste o alvéolo com restos do ligamento periodontal. Ocorre necrose coagulante e forma-se uma matriz provisória com vasos sanguíneos recém-formados juntamente com fibras de colagénio imaturas. Ao sétimo dia, o osso do feixe começa a decompor-se e a atividade osteoclástica cria lacunas neste osso. Novos vasos sanguíneos acedem ao alvéolo e forma-se um novo tecido ósseo em torno da angiogénese. Entre o sétimo e o décimo quarto dia, o revestimento do feixe ósseo é removido. No 14º dia, o osso está mais maduro. A remoção do osso dos feixes tem implicações significativas na estabilidade do implante. A reabsorção do osso dos feixes causa uma perda de altura e largura do osso bucal. Ao longo de 12 meses, foi demonstrado que 50 por cento da largura horizontal do rebordo desaparece. Nos primeiros três meses, já se registaram dois terços dessa redução total.

<u>Biomateriais para enxertos de alvéolos</u>

Os procedimentos de preservação do rebordo alveolar têm sido extensivamente testados com inúmeros materiais e combinações de materiais, tais como:

- Enxerto ósseo isolado (incluindo autoenxertos, aloenxertos, xenoenxertos e aloplastos)
- Membrana isolada (incluindo reabsorvível ou não reabsorvível)
- Combinações de membranas e enxertos ósseos

A escolha do material de enxerto ósseo deve assegurar a estabilidade a longo prazo do volume ósseo e deve basear-se em documentação sólida na literatura. Atualmente, não existem dados suficientes para indicar a superioridade de um método ou material em relação a outro. A regeneração completa de defeitos do tipo deiscência e fenestração não pode ser realizada de forma previsível, independentemente do protocolo de enxerto implementado.

- Auto-enxerto: Osso proveniente do mesmo indivíduo que acelera de forma previsível a formação de novo osso. A desvantagem é a reabsorção imprevisível e a morbidade do local doador, e a tendência de reabsorção muda com a técnica de colheita.

- Aloenxerto: Osso da mesma espécie mas de outro indivíduo. Inclui osso congelado livre, aloenxerto ósseo liofilizado, aloenxerto ósseo liofilizado desmineralizado e aloenxerto ósseo desproteinizado. Trata-se de um material osteocondutor. No passado, foi registada a transmissão de doenças

- Xenoenxerto: Material de origem biológica, mas de outra espécie, como animal, corais ou algas calcificantes. Não há relatos de transmissão de doenças. As características da superfície dos xenoenxertos dependem do método de preparação. Este é um material osteocondutor, uma vez que todas as proteínas são removidas, pelo que não existe potencial osteoindutor dos materiais de xenoenxerto

- Alloplast: Material de origem sintética, como fosfatos de cálcio, vitrocerâmica e polímeros. O maior desafio dos materiais aloplásticos tem sido reproduzir as características da superfície dos materiais de origem biológica. A degradação, no entanto, pode ser modificada de acordo com as nossas indicações clínicas, alterando a estrutura química do material.

A utilização de uma membrana de barreira é indicada sempre que é utilizado um material particulado, uma vez que incentiva o aumento do preenchimento ósseo. As membranas de colagénio reabsorvíveis demonstram uma boa oclusividade celular, boas propriedades de manuseamento e têm uma baixa suscetibilidade a complicações sem necessidade de cirurgia secundária quando comparadas com as membranas de colagénio não reabsorvíveis.

Considerações cirúrgicas

Estas relacionam-se principalmente com a extensão da manipulação dos tecidos moles que rodeiam o dente extraído. Uma abordagem sem retalho significa, geralmente, que não foi efectuada qualquer manipulação dos tecidos moles ou que apenas foi efectuada uma desminagem limitada para permitir a extensão do material de barreira sob os tecidos para além do defeito, e que não foi tentado o encerramento primário. Em comparação, uma abordagem com retalho envolve normalmente incisões de libertação vertical, reflexão do retalho e avanço coronal para conseguir o encerramento primário.[11,12] Os estudos relatam resultados mistos quando se comparam as abordagens com e sem retalho na preservação do rebordo alveolar; alguns autores descrevem uma reabsorção mais pronunciada do rebordo quando o retalho

A reflexão é efectuada para conseguir o encerramento primário, enquanto outros notam que não há

Não se observou diferença entre as duas abordagens. No entanto, um destes estudos encontrou um desconforto pós-operatório significativamente maior associado ao grupo com retalho, e uma junção mucogengival mais deslocada coronalmente como resultado da libertação de tecido associada ao encerramento primário. Estudos adicionais também não relatam resultados adversos importantes e resultados favoráveis de preservação do rebordo, apesar do facto de não ter sido tentado o encerramento primário e de as cavidades tratadas terem sido deixadas expostas à cavidade oral.

<u>Vedação da tomada</u>

- Fecho primário após elevação e mobilização de um retalho mucoperiosteal de espessura total

- Enxerto gengival livre - autógeno

- Aloenxertos dérmicos

- Xenoenxertos de matriz de colagénio.

O selamento de alvéolos tem demonstrado uma menor reabsorção óssea horizontal e vertical quando utilizado com o colagénio Bio-Oss. O tempo de cicatrização ideal antes da colocação do implante é de seis a nove meses para permitir a cicatrização adequada dos materiais substitutos ósseos.

Alternativas de tratamento,

Colocação imediata do implante se as paredes do alvéolo estiverem intactas, se a parede óssea facial for espessa, se o biótipo gengival for espesso, se não houver infeção aguda e se a estabilidade primária for boa,

- Colocação precoce de implantes, normalmente às seis a oito semanas, na zona estética

- Colocação de implantes convencionais três meses após a extração.

- Preservação do alvéolo - nos casos em que a colocação do implante tem de ser adiada devido a factores relacionados com o doente ou com o local. É benéfico em situações em que a colocação do implante tem de ser adiada por mais de seis meses.

É aceite que os procedimentos de preservação do rebordo são benéficos para limitar a reabsorção do osso alveolar após a extração dentária. A placa vestibular é geralmente fina em sítios não-molares, e quando a sua espessura é < 2 mm, as dimensões do rebordo são mais propensas à reabsorção - assim, alguma forma de preservação do rebordo alveolar é aconselhada.

Bibliografia

1. Cena Dimova: Procedimento de preservação do alvéolo após a extração de um dente: Key Engineering Materials Vol. 587 (2014) pp 325-330DOI:10.4028/KEM.587.325

2. L. Fee; Socket Preservation: British Dental Journal 2017; 222: 579-582

3. Ren E. Wang, Niklaus P. Lang (2012): Preservação após a extração de dentes; Pesquisa clínica sobre implantes orais. 23(Suppl. 6), 2012, 147-156

4. G. Ustaoglu , D. Goller Bulut , K.C Gumus (2020)Avaliação dos efeitos de diferentes concentrados ricos em plaquetas na cicatrização precoce dos tecidos moles e na preservação do alvéolo após a extração dentária:Journal of Stomatology, Oral and Maxillofacial Surgery ;Volume 121, Issue 5

5. Crespi Roberto, Toti Paolo, Crespi Giovanni, Covani Ugo, Brevi Bruno e Menchini-Fabris Giovanni-Battista (2021): Remodelação óssea em torno de implantes colocados após a preservação do alvéolo: um estudo radiológico retrospetivo de 10 anos; International Journal of Implant Dentistry

6. Bernard Blinstein, Stasys Bojarskas, Efficacy of autologous platelet rich fibrin in bone augmentation and bone regeneration at extraction socket; Baltic Dental and Maxillofcaial Journal, 20: 111-8, 2018

7. Gholam Ali Gholami , Maryam Aghaloo , Farzin Ghanavati , Reza Amid e Mahdi Kadkhodazadeh; Preservação tridimensional do alvéolo cirúrgico: uma técnica para o aumento dos tecidos moles juntamente com o enxerto do alvéolo cirúrgico: Anais de Inovação e Investigação Cirúrgica 2012

8. Lanka-Mahesh, Georgiosa.Kotsakis, Narayan Venkataraman, Sagrika Shukla, Hari

Prasad:Preservação do rebordo com a técnica socket-plug utilizando um substituto ósseo aloplástico ou um xenoenxerto particulado: um estudo piloto histológico; Journal of Oral Implantology

9. Vivekanand Sabanna Kattimani, Krishna Prasad; Preservação de soquetes utilizando nanohidroxiapatite derivada de casca de ovo com fibrina rica em plaquetas como membrana de barreira: uma nova técnica;Journal of Korean Association of Oral and Maxillofacial Surgery 2019

10. Gintaras Juodzbalys , Arturas Stumbras , Samir Goyushov , Onurcem Duruel , Tolga Fikret Tozüm: Classificação morfológica das cavidades de extração e árvore de decisão clínica para a preservação da cavidade após a extração dentária: uma revisão sistemática; Journal Of Oral & Maxillofacial Research 2019

11. Preservação do rebordo alveolar: porquê, quando e como; Amardip S. Kalsi, Jagdip S. Kalsi e Steven Bassi; BRITISH DENTAL JOURNAL VOLUME 227 NO. 4 :2019

12. Myron Nevins, Gerardo Mendoza-Azpur, Nicola de Angelis, David M. Kim International Journalof Periodontics and Restorative Dentistry 2018; 38(suppl): s37-s42: doi 10.11607/prd.3770

13. Vanhoutte V, Rompen E, Lecloux G, Rues S, Schmitter M, Lambert F. Uma abordagem metodológica para avaliar os procedimentos de preservação do rebordo alveolar em humanos: perfil dos tecidos moles. Clin. Oral Impl. Res. 00, 2013, 1-6 doi: 10.1111/clr.12144

14. Rohit Madan, Ranjana Mohan, Vivek K. Bains, Vivek Gupta, G. P Singh Int J Periodontics Restorative Dent 2014;34:e36-e42. doi: 10.11607/prd. 1375.

15. Barone A, Borgia V, Covani U, Ricci M, Piattelli A, Iezzi G. Procedimento com

retalho versus sem retalho para a preservação do rebordo em alvéolos de extração alveolar: uma avaliação histológica num ensaio clínico aleatório. Clinical Oral Implants Research 00, 2014, 1-8 doi: 10.1111/clr.12358

16. Apostolopoulos P, Darby I. Taxas retrospectivas de sucesso e sobrevivência de implantes dentários colocados após um procedimento de preservação do rebordo. Clin. Oral Impl. Res. 00, 2016, 1-8 doi: 10.1111/clr.12820

17. Delgado-Ruiz R, Romanos GE, Alexandre GS, Gomez-Moreno G.Biological effects of compressive forces exerted on particulate bone grafts during socket preservation: animal study. Clin. Oral Impl. Res. 00, 2016, 1-10 doi: 10.1111/clr.12942

18. Firas Al Yafi, Basem Alchawaf, Katja Nelson;Qual é a melhor opção para a preservação do rebordo alveolar? Dent Clin N Am - (2019) j.cden.2019.02.007

19. Hsun-Liang Chan, Guo-Hao Lin, Jia-Hui Fu, Hom-Lay Wang :Alterações na qualidade óssea após a preservação do alvéolo com materiais de enxerto: Uma revisão sistemática; INT J ORAL MAXILLOFAC IMPLANTS 2013;28:710-720. Doi: 10.11607/jomi,2913

20. Cobi J. Landsberg;Implementando a cirurgia de selamento de alvéolos como uma técnica de preservação de alvéolos para o desenvolvimento do local do pôntico: Revisita os passos cirúrgicos; J Periodontol 2008;79:945-954

21. Antonio Barone, Paolo Toti, Adriano Piattelli, Giovanna Iezzi, Giacomo Derchi, Ugo Covani,: Cicatrização de alvéolos de extração em humanos após técnicas de preservação do rebordo: Uma comparação entre o procedimento sem retalho e com retalho num ensaio clínico aleatório; Journal of Periodontology;2013: DOI:

10.1902/jop.2013.120711

22. Fickl, S; Schneider, D; Zuhr, O; Hinze, M; Ender, A; Jung, R E; Hürzeler, M B (2009). Alterações dimensionais do contorno do rebordo após a preservação do alvéolo e sobreconstrução vestibular: um estudo em animais. Jornal de Periodontologia Clínica, 36(5):442-448

23. Schwarz F, John G, Becker J, Grotz KA, Sader R, Mihatovic I. Influência dos procedimentos de preservação do rebordo na cicatrização de alvéolos de extração sob terapia anti-reabsortiva: Um estudo experimental em coelhos. Clin Implant Dent Relat Res. 2020 Aug;22(4):477-485. doi: 10.1111/cid.12916.

24. Manjunath Mundoor Dayakar, Abdul Waheed, e Prakash Pai Gurpur; A técnica socket-shield e a colocação imediata de implantes; J Indian Soc Periodontol. 2018 Sep-Out; 22(5): 451-455.doi: 10.4103/jisp.jisp 240 18

25. Wei Y, Xu T, Hu W, Zhao L, Wang C, Chung KH. Preservação do alvéolo após extração de molares com periodontite grave. Int J Periodontics Restorative Dent. 2021 Mar-Abr;41(2):269-275. doi: 10.11607/prd.4444. PMID: 33819334.

26. Luigi, C., et al., Técnica de preservação do alvéolo alveolar: Efeito do biomaterial no padrão de regeneração óssea. Ann. Anatomia (2015) doi.org/10.1016/j.aanat.2015.05.007

27. Chengqi Lyu, Zhengwei Shao, Derong Zou , and Jiayu Lu; Ridge Alterations following Socket Preservation Using a Collagen Membrane in Dogs; BioMed Research International Volume 2020, Article ID 1487681, 9 páginas https://doi.org/10.1155/2020/1487681

28. Georgios Kotsakis, Vanessa Chrepa, Nicolas Marcou, Hari Prasad, James

Hinrichs; Preservação do rebordo alveolar sem retalho utilizando a técnica "Socket-Plug": Técnica clínica e revisão da literatura; Journal of Oral Implantology; doi: 10.1563/aaid-joi-d-12-00028

29. Carl Misch: Implantodontia Contemporânea, Terceira Edição, 2012

30. Faria-Almeida R, Astramskaite-Januseviciene I, Puisys A, Correia F; Preservação do alvéolo de extração com ou sem membranas, influência dos tecidos moles na preservação do rebordo alveolar pós-extração: uma revisão sistemática; J Oral Maxillofac Res 2019;10(3):e5

31. Gregor-Georg Zafiropoulos, Zeljka Perfc Ka^v carevfc, Syed Saad B. Qasim 1 e Branko Trajkovski; Preservação de soquetes de cicatrização aberta com uma nova membrana de politetrafluoroetileno denso (dPTFE): Um estudo clínico retrospetivo; Medicina 2020, 56, 216; doi:10.3390/medicina56050216

32. Kresnoadi U, Raharjo T, Rostiny R. Efeitos do extrato de casca de mangostão combinado com xenoenxerto de osso bovino liofilizado desmineralizado na osteocalcina, colagénio 1 e osteoblastos como regeneração óssea alveolar na preservação de alvéolos. J Indian Prosthodont Soc 2018;18:117-21

33. Moghaddas H, Amjadi MR, Naghsh N. Avaliação clínica e biométrica da preservação de alvéolos utilizando aloenxerto ósseo desmineralizado liofilizado com e sem o tecido conjuntivo palatino como membrana biológica. Dent Res J (Isfahan). 2012 Nov;9(6):758-63. PMID: 23559955; PMCID: PMC3612227.

34. Willenbacher M, Al-Nawas B, Berres M, Kammerer PW, Schiegnitz E. Os Efeitos da Preservação do Rebordo Alveolar: A Meta-Analysis. Clin Implant Dent Relat Res. 2016 Dec;18(6):1248-1268. doi: 10.1111/cid,12364. Epub 2015 Jul 1. PMID:

26132885.

35. Brian J. Jackson; Iyad Morcos; Enxerto de alvéolos: Uma técnica previsível para a preservação do local; Journal of Oral Implantology; Vol. Xxxiii / No. Six / 2007

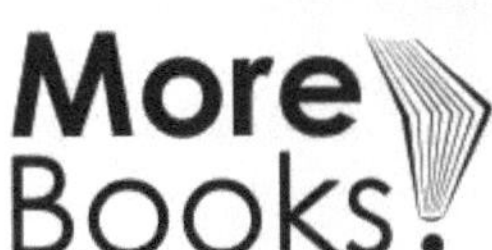

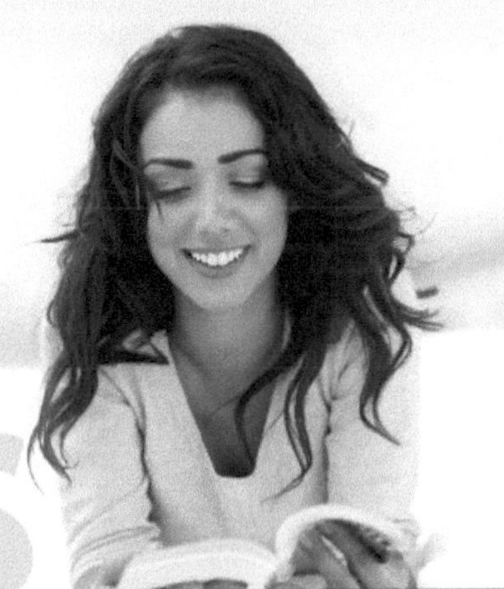

Buy your books fast and straightforward online - at one of world's fastest growing online book stores! Environmentally sound due to Print-on-Demand technologies.

Buy your books online at
www.morebooks.shop

Compre os seus livros mais rápido e diretamente na internet, em uma das livrarias on-line com o maior crescimento no mundo! Produção que protege o meio ambiente através das tecnologias de impressão sob demanda.

Compre os seus livros on-line em
www.morebooks.shop

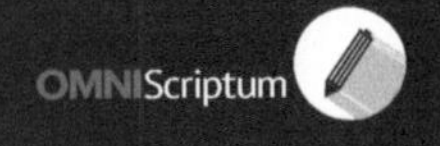